SUGHI DALL'ITALIA E SALSE DAL MONDO

64 Ricette di Sughi per Primi Piatti e Salse Gustose

Emily Caruso

Text Copyright © Emily Caruso

Tutti i diritti riservati. Nessuna parte di questo libro può essere riprodotta in qualsiasi forma senza autorizzazione scritta dell'autore.

Proprietà Letteraria Riservata

Green Book Publishing LTD

Pubblicato da

Green Book Publishing LTD

24 Tax Suite 137 B Westlink House 981 Great West Road, Brentford, United Kingdom, TW8 9DN

Prima Stampa Settembre 2021

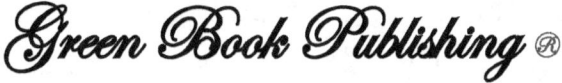

INDICE DELLE RICETTE

INTRODUZIONE 7
SUGHI DALL'ITALIA 9
    SUGO DI POMODORO FRESCO AL PROFUMO DI BASILICO 10
    RAGÙ VEGETARIANO 12
    RAGÙ ALLA BOLOGNESE 14
    RAGÙ ALLA NAPOLETANA 16
    SUGO AI POMODORI SECCHI E MANDORLE 18
    RAGÙ DI LENTICCHIE 20
    SUGO CON POMODORO FRESCO, OLIVE E PERONCINO 22
    RAGÙ DI LEPRE 24
    RAGÙ DI SALSICCIA 26
    SUGO CON SPECK E NOCI 28
    SUGO DI SCAMPI E CAPESANTE 30
    SUGO ALL'AMATRICIANA 32
    SUGO CON PANCETTA AFFUMICATA 34
    RAGÙ BIANCO DI CINTA SENESE 36
    RAGÙ DI SEITAN 38
    SUGO CON MELANZANE E ZUCCHINE 40
    RAGÙ DI POLPO 42
    CREMA DI PEPERONI 44
    SUGO ALLA NORMA 46
    SUGO ALLA PUTTANESCA 48
    SUGO ALLA VESUVIANA 50

SUGO ALLA CARBONARA 52

SUGO ALLE VONGOLE 54

PESTO DI ZUCCHINE 56

PESTO ALLA GENOVESE 58

PESTO ALLA SICILIANA... 60

PESTO DI PISTACCHI 62

PESTO ALLA TRAPANESE 64

SALSA ALLE NOCI... 66

PESTO CON I BROCCOLI 68

SALSE DAL MONDO 71

SALSA GUACAMOLE (Messico) 72

SALSA COCKTAIL (Inghilterra) 74

SALSA VERDE (Italia) 76

SALSA OLANDESE (Francia) 78

SALSA BERNESE (Francia) 80

SALSA ROSSA O RUBRA (Italia) 82

SALSA KETCHUP (Malesia/Stati Uniti) 84

SALSA DI POMODORI (Messico) 86

MAIONESE (Francia).. 88

SALSA TZATZIKI (Grecia) 90

SALSA TONNATA (Italia) 92

SALSA ROUILLE (Francia) 94

SALSA BESCIAMELLA (Francia)... 96

SALSA MORNAY (Francia) 98

SALSA REMOULADE (Francia) 100

CREMA AL PARMIGIANO (Italia) 102

SALSA CHIMICHURRI (Argentina) 104

SALSA AIOLI (Francia) 106

PATÈ DI OLIVE NERE (Italia) 108

CHUTNEY DI POMODORINI (India) 109

SALSA AL CREN (Italia) 111

SALSA D'AGLIO (Medio Oriente) 113

SALSA HARISSA (Tunisia) 115

SALSA COUSBAREIA (Egitto) 117

SALSA BABAGANOUSH (Medio Oriente) 119

HUMMUS DI CECI (Medio Oriente) 121

SALSA ENCHILADA (Messico) 123

SALSA BOLZANINA (Italia) 125

SALSA AL MANGO (Brasile) 127

SALSA TENTSUYU (Giappone) 129

SALSA TAHINA (Medio Oriente) 131

SALSA PICCANTE CINESE (Cina) 132

SALSA WASABI (Giappone) 134

SALSA SRIRACHA (Tailandia) 135

INTRODUZIONE

Il sugo ha da sempre un ruolo da protagonista molto apprezzato nella tradizione della cucina italiana. Uno dei sughi più antichi è il classico soffritto di aglio, olio e peperoncino utilizzato ancora oggi come condimento semplice per la pasta. Dal nord al sud, la cucina regionale italiana propone una ricchissima varietà di sughi realizzati con carne, pesce, verdure e uova

Fin dall'antichità, inoltre, si è fatto uso di salse, per sottolineare come queste preparazioni abbiano da sempre ricoperto un ruolo importante nella cucina per accompagnare ed esaltare le varie pietanze

Vi invito a scoprire le migliori ricette di sughi e salse, complementi ideali per ogni preparazione; composizioni realizzate con verdure varie, pomodori, erbe, spezie e tante idee originali oltre a salse esotiche dai vari Paesi del mondo: il tutto per esaltare gli ingredienti, diffondere le abitudini e i costumi dei vari paesi

Venite a scoprirle con me in questo fantastico viaggio

Buona cucina a tutti!

SUGHI DALL'ITALIA

Nel mondo gastronomico, il sugo è rappresentato da una salsa omogenea che viene preparata con vari ingredienti e che viene usata per il condimento di piatti di pasta e/o riso

Il sugo è sicuramente considerato come uno dei pilastri della cucina mediterranea, dove, in assoluto, il più conosciuto al mondo è il sugo al pomodoro

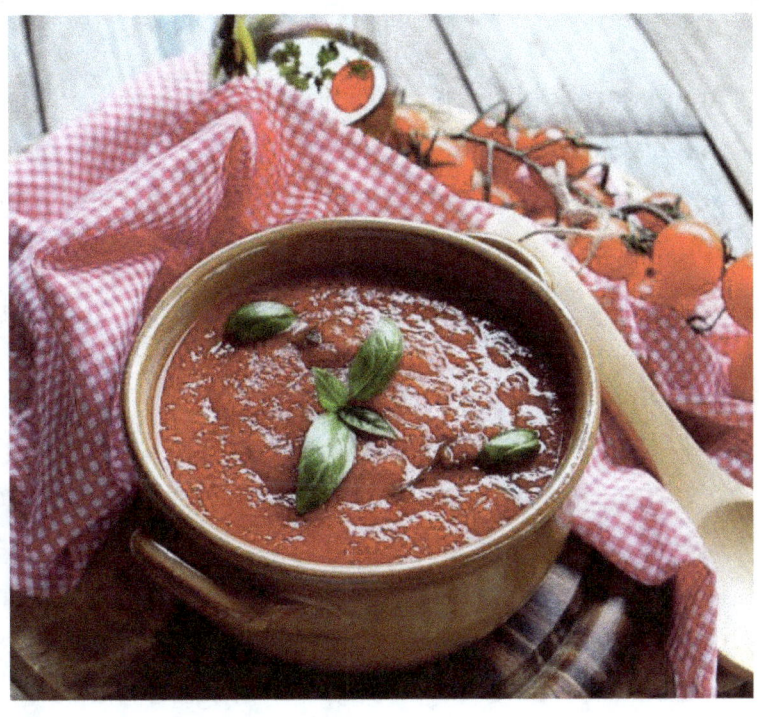

SUGO DI POMODORO FRESCO AL PROFUMO DI BASILICO

Ingredienti per 4 persone:

- 1,2 kg di pomodori San Marzano o ramati
- 4 cucchiai di olio evo
- 1 cucchiaino di zucchero
- Foglie di basilico fresco
- Sale grosso q.b.

Preparazione:

- Acquistate dei pomodori ben maturi ma sodi, senza macchie e/o ammaccature e tuffateli in acqua bollente per 30/40 secondi. Togliete con una schiumarola, sbucciateli, tagliateli a metà privandoli dei semi interni e metteteli in un tegame, meglio se di acciaio. Coprite e mettete a fuoco basso, girando di tanto in tanto, fino a quando i pomodori non di disfano
- Passateli al passaverdure facendo cadere in un tegame, sempre d'acciaio, ma più piccolo. Mettete sul fuoco, aggiungete l'olio e un generoso pizzico di sale e fate cuocere fino a raggiungere la densità desiderata. Qualche minuto prima di spegnere aggiungete un cucchiaino di zucchero per mitigare l'acidità del

pomodoro. Spegnete la fiamma e aggiungete il basilico intero e spezzettato a mano
- Il vostro sugo al pomodoro è pronto per condire qualsiasi tipo di pasta, corta o lunga, compreso un buon piatto di gnocchi

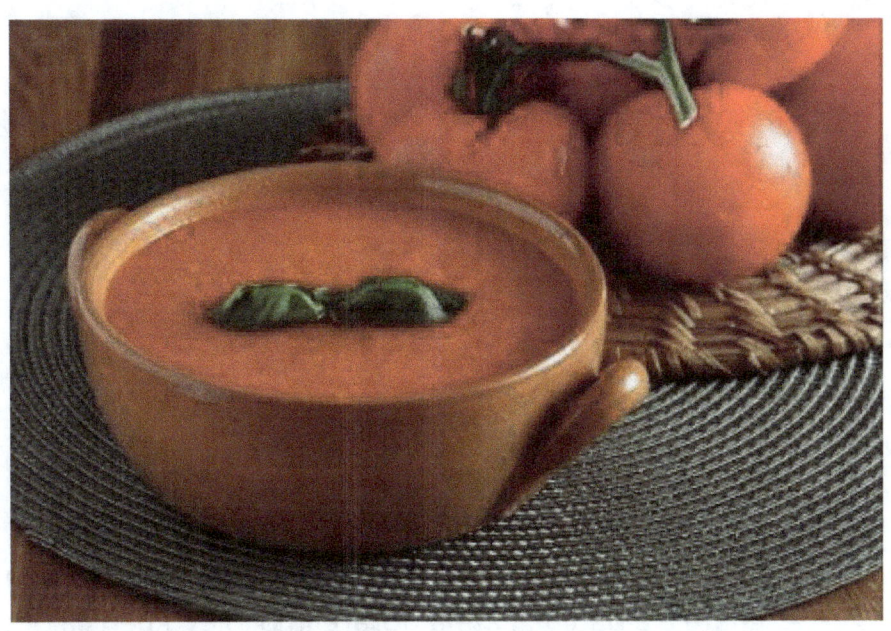

RAGÙ VEGETARIANO

Ingredienti per 4 persone:

- 1 melanzana media
- ½ peperone giallo e ½ verde
- 1 zucchina media
- 2 scalogni
- 3 carote
- 3 coste di sedano
- 400 gr di polpa di pomodoro
- 1 foglia di alloro
- 1 rametto di rosmarino
- 2 o 3 chiodi di garofano
- Olio evo q.b.
- Sale e pepe q.b.

Preparazione:

- Lavate la melanzana, togliete il picciolo, sbucciatela e tagliatela a dadini. Fatela dorare in olio evo ben caldo; scolate e tenete da parte
- Lavate i peperoni, eliminate semi e nervature interne e tagliateli a listerelle. Lavate la zucchina, eliminate le estremità e tagliatela a dadini. Lavate carote, sedano e scalogno e affettate quest'ultimo mentre taglierete a dadini carote e sedano

- Versate qualche cucchiaio d'olio in una casseruola e unite le verdure. Mescolate e fate andare a fuoco dolce per circa 15/20 minuti. Aggiungete dell'acqua se notate che è troppo asciutto
- Aggiungete la polpa di pomodoro, regolate di sale e pepe e lasciate a fuoco dolce per 30 minuti circa. A cottura quasi ultimata aggiungete le spezie e gli aromi e, se occorre, regolate di sale. Lasciate sul fuoco ancora qualche minuto
- Il vostro ragù vegetariano è pronto per condire un buon piatto di pasta

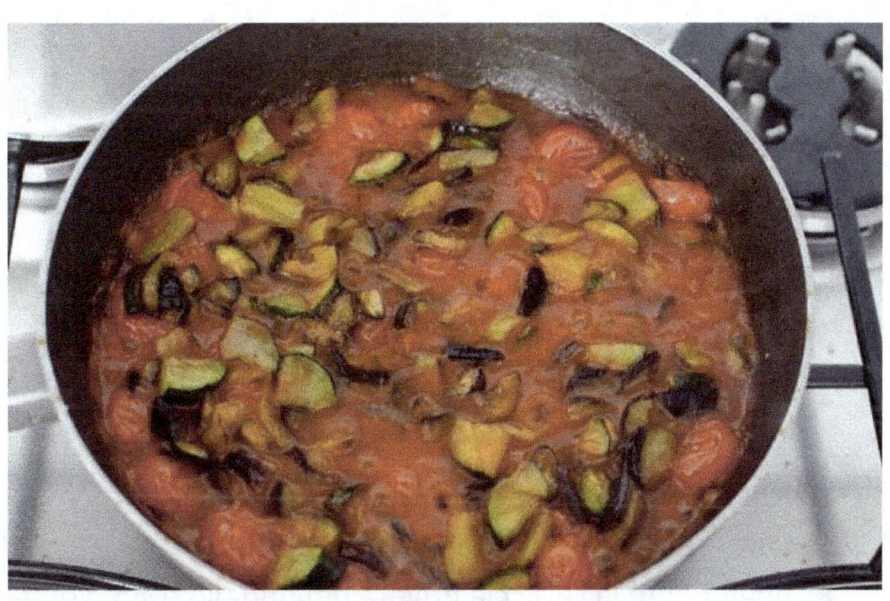

RAGÙ ALLA BOLOGNESE

Ingredienti per 4 persone:

- 1 piccola cipolla
- 1 carota
- 1 costa di sedano
- 500 gr di carne macinata mista (maiale e vitellone)
- 150 gr di salsiccia
- ½ bicchiere di vino rosso
- 500 gr di passata di pomodoro
- 2 cucchiai di concentrato di pomodoro
- Olio evo q.b.
- 1 noce di burro
- Sale grosso e pepe q.b.

Preparazione:

- Preparate il soffritto e tritate finemente al coltello il sedano, la carota e la cipolla. Scaldate 4 cucchiai di olio e il burro in una casseruola dal fondo pesante, aggiungete le verdure e fatele appassire lentamente a fiamma bassa
- Aggiungete la salsiccia privata del budello e sbriciolata grossolanamente e, dopo un paio di minuti, la carne macinata. Rosolate a fiamma alta mescolando continuamente e sgranando con un cucchiaio

- Sfumate con il vino e lasciate evaporare. Aggiustate di sale e pepe macinato fresco
- Unite la passata di pomodoro e il concentrato, mescolando con un cucchiaio per amalgamare e allungate con un bicchiere di acqua o brodo vegetale Portate a bollore, coprite, senza sigillare con il coperchio, e cuocete a fiamma bassissima per almeno 1 h e ½. Il ragù alla bolognese è pronto per arricchire i vostri piatti

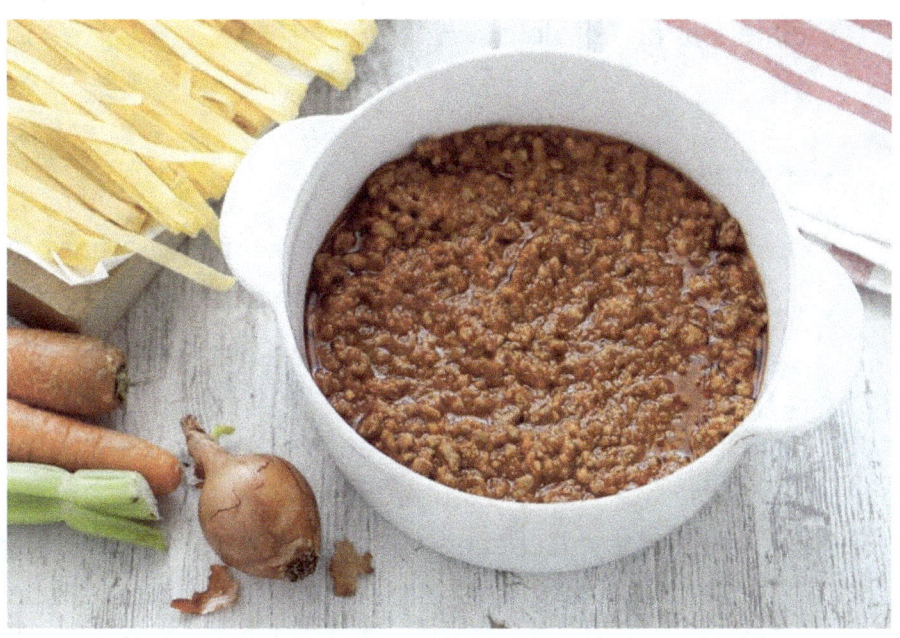

RAGÙ ALLA NAPOLETANA

Ingredienti per 4 persone:

- 600 g di carne (misto di manzo e maiale) non troppo magra
- 1,2 kg di passata di pomodoro
- 2 spicchi di aglio
- 1 cucchiaino di concentrato di pomodoro
- Vino bianco o rosso
- 2 spicchi d'aglio o cipolla
- Olio evo q.b.
- Sale e pepe nero q.b.

Preparazione:

- Tagliate la carne a pezzettoni medio-grandi e rosolateli in una casseruola con abbondante olio, gli spicchi d'aglio, sale e pepe macinato al momento
- Quando la carne sarà ben dorata su ogni lato, eliminate l'aglio e sfumate con il vino. Aggiungete la passata e il concentrato di pomodoro, portate a bollore e continuate a cuocere a fiamma bassa con il coperchio semiaperto, per almeno tre ore. Mescolate di tanto in tanto, così che il sugo non si attacchi sul fondo della casseruola e,

eventualmente, allungate con un po' di acqua calda. Utilizzate il sugo per condire una pasta fresca, magari con basilico spezzettato in cima, o come sfizioso secondo piatto

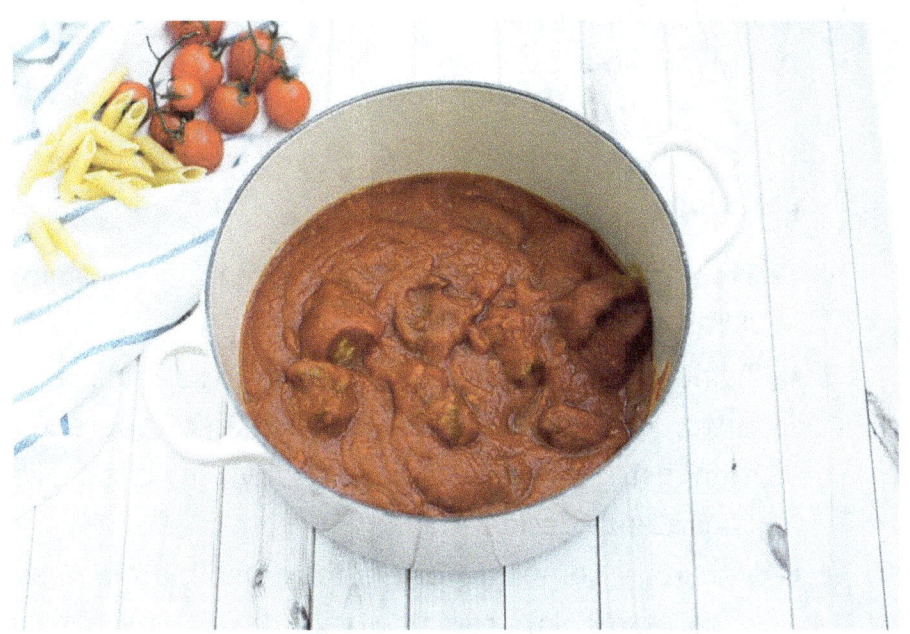

SUGO AI POMODORI SECCHI E MANDORLE

Ingredienti per 4 persone:

- 100 gr di pomodori secchi
- 50 gr di parmigiano grattugiato
- 50 gr di mandorle tostate
- ½ spicchio di aglio
- 50 gr di basilico fresco
- 100 ml di olio evo

Preparazione:

- Trasferite nel boccale del mixer le mandorle, l'aglio, il basilico e i pomodori secchi
- Aggiungete il parmigiano reggiano e frullate il tutto, unendo l'olio a filo, fino ad ottenere un composto omogeneo regolandovi in base alla consistenza desiderata
- Versate il composto ottenuto in una ciotola e, se occorre, regolate con altro olio
- Ora aiutatevi con un cucchiaino e trasferite il sugo in un contenitore di cubetti per il ghiaccio, livellate bene e mettete nel congelatore ben chiuso in un sacchetto per alimenti
- Questo sugo vi "salverà" nei momenti in cui non avete voglia o tempo da dedicare alla cucina,

oppure vi arrivano degli ospiti improvvisi; vi basterà scongelarlo e magari ammorbidirlo con un po' di acqua di cottura della pasta

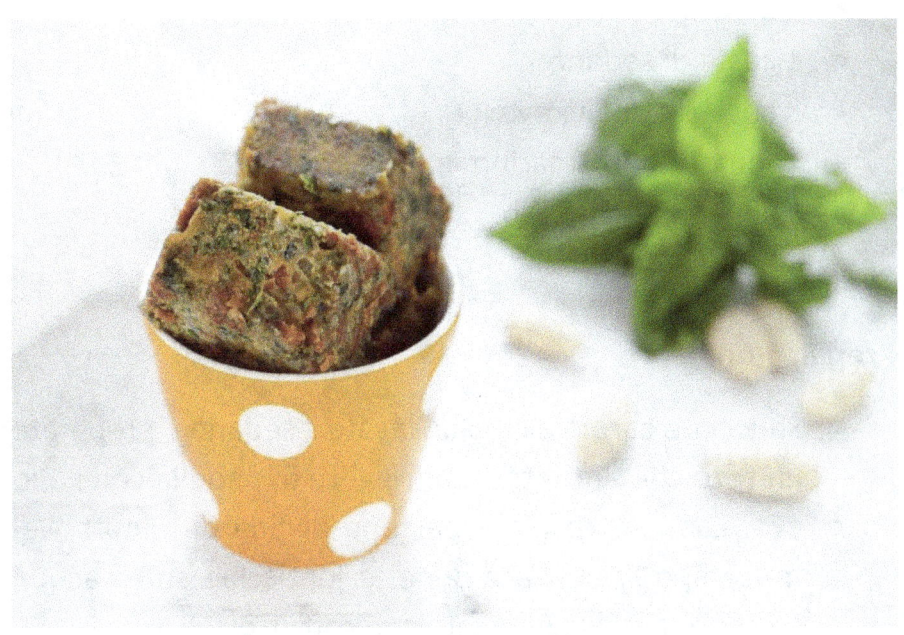

RAGÙ DI LENTICCHIE

Ingredienti per 4/6 persone:

- 200 gr di lenticchie rosse
- 400 gr di polpa di pomodoro
- 1 cipolla bianca
- 1 carota
- 1 costa di sedano
- 3 cucchiai di olio evo
- 2 rametti di rosmarino
- Sale e pepe nero q.b.

Preparazione:

- Sbucciate carota e cipolla, lavate il sedano e preparate un trito che andrete a soffriggere in padella con l'olio evo. Lasciate rosolare per una decina di minuti. Nel frattempo sciacquate bene le lenticchie sotto acqua corrente e poi aggiungetele al soffritto
- Mescolate bene, aggiungete il rosmarino tritato e la polpa di pomodoro. Aggiungete anche un bicchiere di acqua e mescolate nuovamente. Coprite con un coperchio e lasciate cuocere per circa un'ora a fuoco moderato mescolando di tanto in tanto. I tempi di cottura possono variare in base al tipo di lenticchie che acquistate, pertanto vi consigliamo di leggere le

indicazioni riportate sulla confezione e attenervi a quelle
- Solo a cottura ultimata, regolate di sale e pepe
- Questo è un condimento perfetto per regalare il gusto di un ragù anche a chi ha scelto di mangiare vegetariano

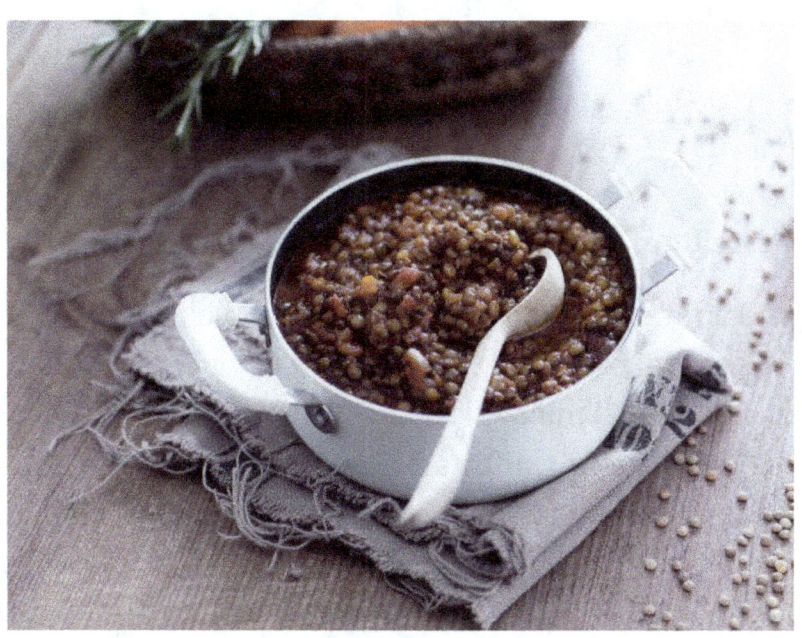

SUGO CON POMODORO FRESCO, OLIVE E PERONCINO

Ingredienti per 4 persone:

- 8 pomodori da sugo San Marzano
- 1 cipollotto fresco di medie dimensioni
- 80 gr di olive taggiasche e olive nere
- Peperoncino in scaglie q.b.
- 4 cucchiai di olio evo
- Sale q.b.

Preparazione:

- Tuffate i pomodori in acqua bollente per 30/40 secondi, scolateli, privateli della buccia, tagliateli a metà ed eliminate i semi. Tagliateli a tocchetti
- Sbucciate e affettate non troppo finemente il cipollotto e fatelo rosolare in un tegame con l'olio; lasciate 5/6 minuti, poi aggiungete i pomodori spezzettati, le olive, il peperoncino a vostro piacere e un pizzicotto di sale grosso. Mescolate bene e lasciate su fuoco medio, scoperto, per 15 minuti circa
- Completate con qualche foglia di basilico
- Avete ottenuto un meraviglioso sugo mediterraneo per condire il formato di pasta che preferite

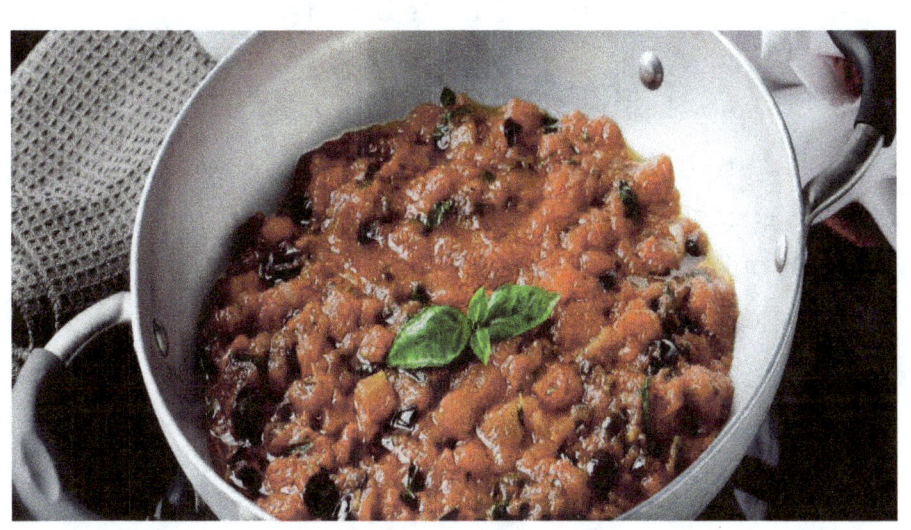

RAGÙ DI LEPRE

Ingredienti per 6/8 persone:

- 800 gr di macinato di lepre
- 700 gr di passata di pomodoro
- 300 ml di acqua
- 1 cipolla, 1 carote e 2 coste di sedano
- 1 spicchio di aglio
- 2 foglie di alloro
- 1 rametto di rosmarino
- 3 cucchiai di olio evo
- ½ bicchiere di vino rosso
- Sale e pepe q.b.

Preparazione:

- Lavate e asciugate le verdure e le erbe aromatiche. Pelate la carota e spuntatela, eliminate i filamenti esterni del sedano e mondate aglio e cipolla. Dopodiché tritate finemente sedano, carote e cipolla, quindi prendete una pentola dal fondo antiaderente e spesso, versate l'olio e scaldate leggermente, quindi unite il trito di cipolla, sedano e carota aggiungete l'aglio sbucciato e a cui avrete tolto l'anima
- Fate rosolare gli ingredienti a fuoco molto dolce per circa 6-7 minuti mescolando di tanto in tanto.

Quando il soffritto sarà pronto aggiungete anche la carne di lepre, mescolate e fate insaporire la carne, rosolandola 4-5 minuti a fiamma dolce; aromatizzate con i rametti di rosmarino finemente tritati e le foglie di alloro

- Sfumate con vino rosso e lasciate cuocere a fuoco vivo per 5-6 minuti, finché il vino non sarà evaporato, mescolando di tanto in tanto; regolate di sale e pepe e poi versate la passata di pomodoro e un bicchiere di acqua. Abbiate cura di mescolare bene gli ingredienti
- Coprite il ragù con un coperchio e lasciate cuocere a fuoco molto basso per circa 2 h e ½ mescolando raramente: basteranno poche volte giusto per controllare che non si attacchi al fondo. A fine cottura il ragù dovrà risultare piuttosto denso e corposo. Eliminate l'aglio
- Il vostro ragù di lepre sarà pronto per essere usato principalmente per condire le pappardelle

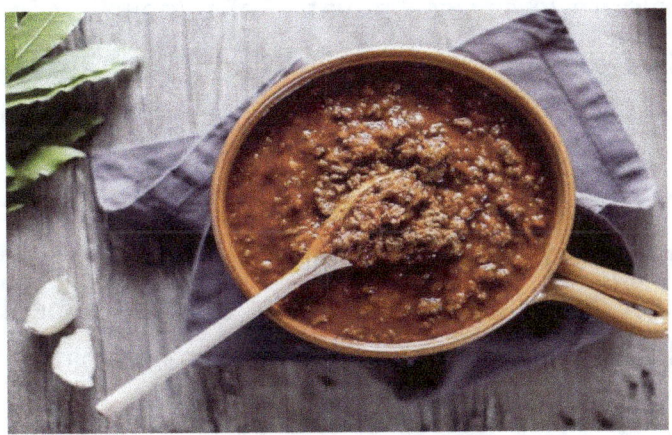

RAGÙ DI SALSICCIA

Ingredienti per 4 persone:

- 400 gr di salsiccia di maiale
- 400 gr di passata di pomodoro
- 1 bicchiere di vino rosso
- 1 cipolla, 1 carota e 1 costa di sedano
- 1 chiodo di garofano
- Noce moscata a piacere
- 1 foglia di alloro
- Olio evo
- Sale e pepe q.b.

Preparazione:

- In un tegame scaldate due cucchiai d'olio e fatevi colorire le salsicce private del budello e spezzettate grossolanamente Appena diventano dorate ritiratele e tenetele al caldo; nello stesso olio lasciate insaporire sedano, carota e cipolla ben tritati
- Dopo 5 minuti aggiungete la passata di pomodoro e mescolate per amalgamare il tutto. Aggiungete le salsicce, poi un pizzico di sale e uno di pepe, la foglia di alloro, il chiodo di garofano e una grattatina di noce moscata. Spruzzate con il vino e fatelo evaporare. Aggiungete un bicchiere di acqua, cuocete per un'ora

a fuoco bassissimo mescolando di tanto in tanto e aggiungendo, se occorre, un po' d'acqua. A fine cottura il sugo dovrà essere denso, ma molto morbido
- Perfetto per condire vari tipi di pasta corta per creare un ottimo e gustoso piatto unico

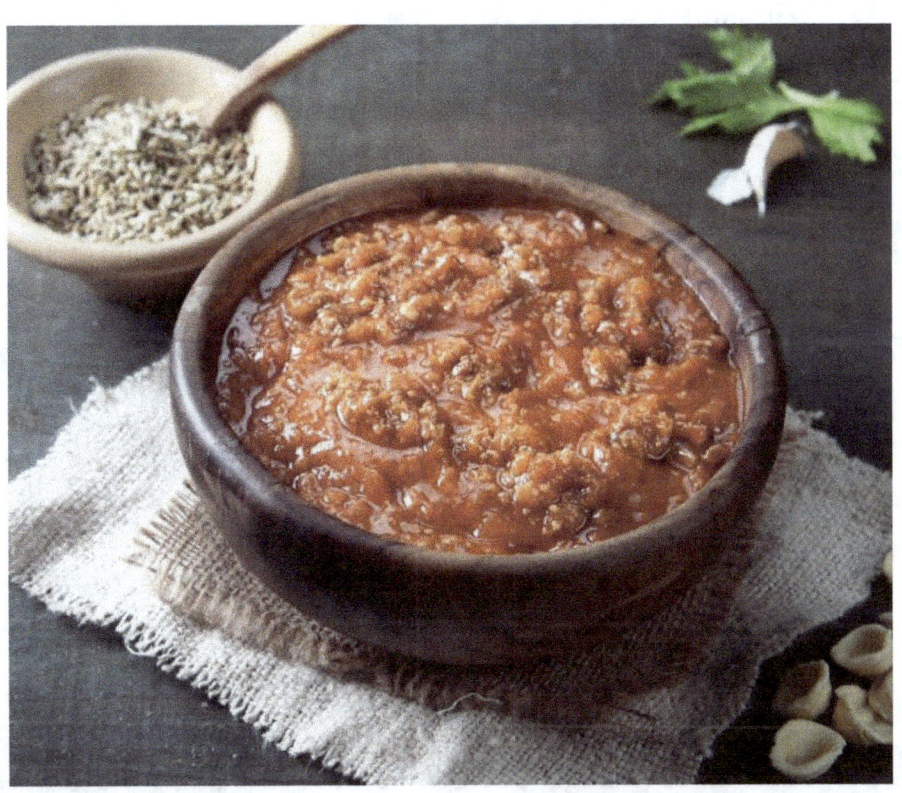

SUGO CON SPECK E NOCI

Ingredienti per 4 persone:

- 4 fette di speck non troppo sottili
- 40 gr di gherigli di noci
- 250 gr di ricotta vaccina
- 1 rametto di rosmarino
- Olio evo q.b.
- Sale e pepe nero q.b.

Preparazione:

- Trasferite in una ciotola la ricotta con ¾ dei gherigli di noce precedentemente spezzettati, qualche ago di rosmarino, due cucchiai di olio, sale e pepe. Frullate il tutto con l'aiuto di un frullatore a immersione fino ad ottenere una salsa omogenea e cremosa. Tenete da parte
- In una padella antiaderente fate dorare le fette di speck finché non saranno croccanti, poi trasferitele su un tagliere e riducetele a striscioline aiutandovi con un coltello
- Con questo sugo potrete condire un buon piatto di trofie ad esempio, avendo l'accortezza di tenere una tazza di acqua di cottura della pasta per ammorbidire il sugo

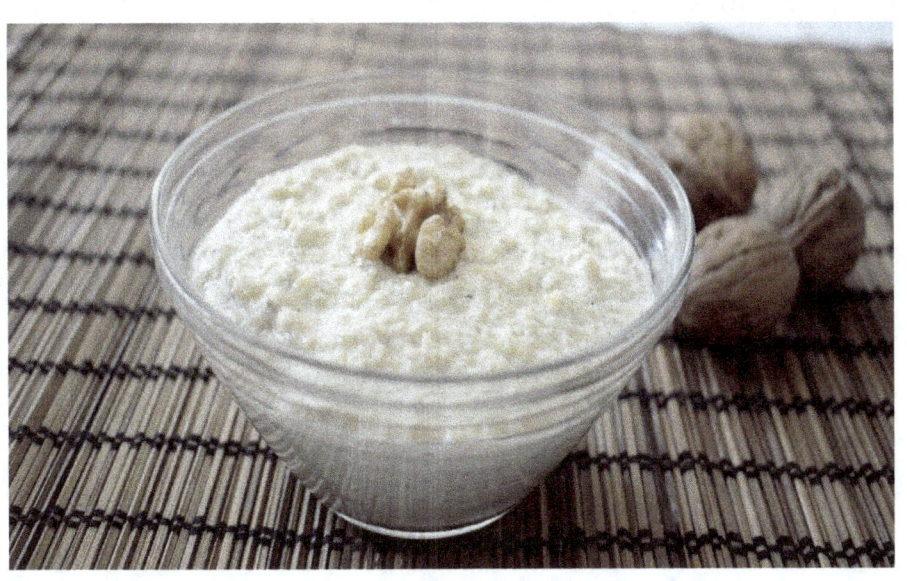

SUGO DI SCAMPI E CAPESANTE

Ingredienti per 4 persone:

- 400 gr di scampi sgusciati
- 8 capesante
- 4 scalogni
- 4 filetti di acciuga sott'olio
- 400 gr di polpa di pomodoro
- ½ bicchiere di vino bianco secco
- Brandy per sfumare
- 1 cucchiaio di prezzemolo fresco tritato
- Olio evo q.b.
- Sale e pepe q.b.

Preparazione:

- Scaldate l'olio in un tegame, unite gli scalogni tritati e quando sono diventati trasparenti aggiungete le alici spezzettate. Mescolate perché si sciolgano completamente. Unite le capesante tagliate a pezzetti, fatele insaporire qualche secondo, spruzzate con un cucchiaio di brandy e lasciatelo evaporare a fuoco vivace
- Aggiungete la polpa di pomodoro e portate a cottura, a calore moderato, per circa 10 minuti. Regolate il sale e il pepe

- In un altro tegame scaldate tre cucchiai d'olio e insaporitevi gli scampi sgusciati per 2 o 3 minuti. Spruzzate con il vino bianco e lasciate sfumare, quindi cospargete con un po' di prezzemolo fresco tritato. Regolate il sale e lasciate a fuoco basso per 5 minuti
- Aggiungete gli scampi al sugo con le capesante e mescolate molto delicatamente
- Come avete visto non occorrono doti da chef per preparare questo sugo veloce, buonissimo e di sicuro effetto

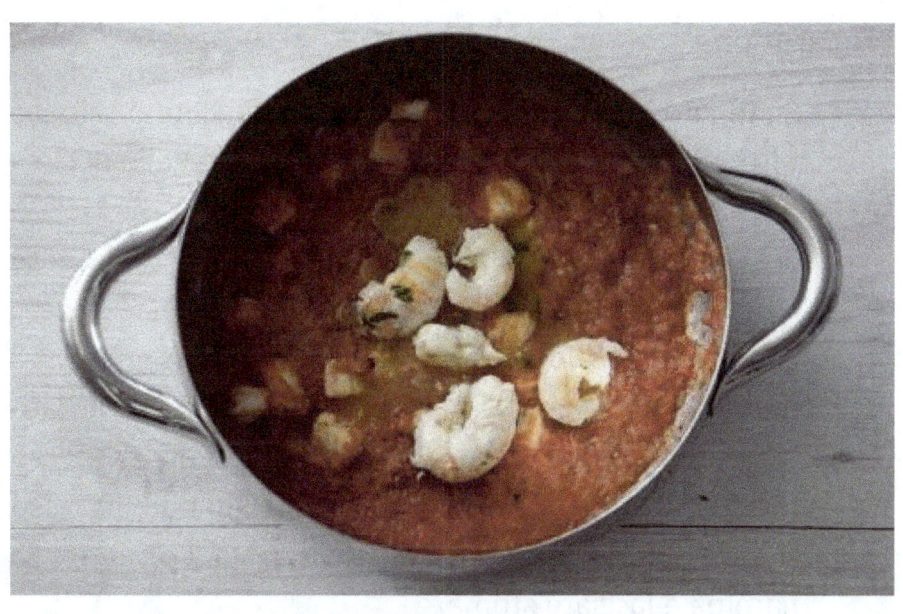

SUGO ALL'AMATRICIANA

Ingredienti per 4 persone:

- 200 gr di guanciale in un pezzo unico
- 450 gr di polpa di pomodoro
- Olio evo q.b.
- Peperoncino in scaglie a piacere
- ¼ di bicchiere di vino bianco
- Sale fino q.b.

Preparazione:

- Eliminate la cotenna dal guanciale e tagliatelo prima a fette di circa 1 cm di spessore e poi a listerelle di circa 3 cm
- Scaldate un filo di olio in una padella, possibilmente d'acciaio, e aggiungete il peperoncino a piacere e il guanciale, fatelo rosolare a fiamma bassa per 7-8 minuti fino a che il grasso non sarà diventato trasparente e la carne croccante; mescolate spesso facendo attenzione a non bruciarlo. Quando il grasso si sarà sciolto, sfumate con il vino bianco, alzate la fiamma e lasciate sfumare
- Trasferite le listarelle di guanciale in un piatto e tenetele da parte in caldo; versate nella stessa padella la polpa di pomodoro, schiacciate con un cucchiaio di

legno e proseguite la cottura del sugo per circa 10 minuti
- Unite il guanciale, regolate di sale e mescolate bene
- Questo sugo, tipico della cucina laziale, è perfetto con condire pasta lunga come i bucatini, o pasta corta come i rigatoni

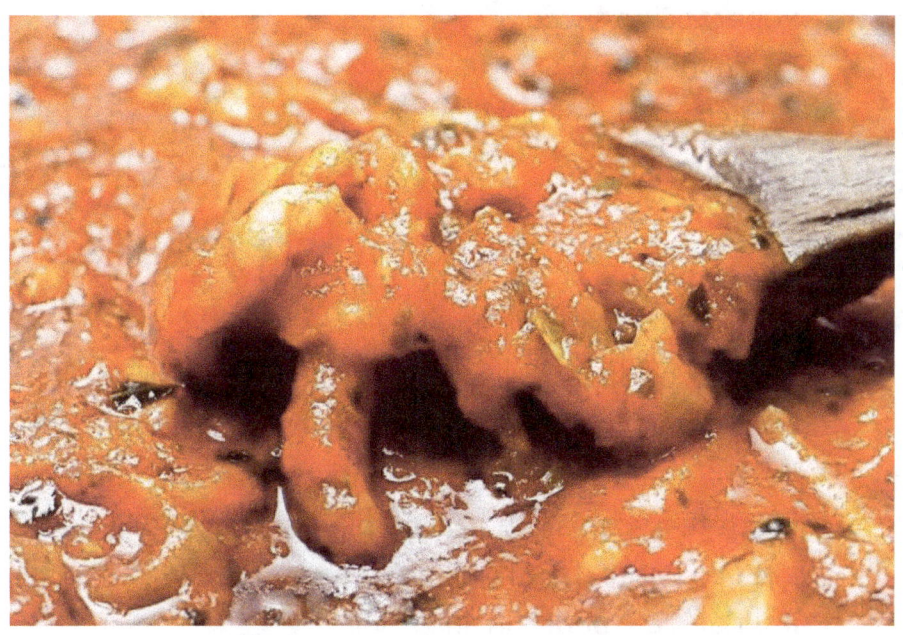

SUGO CON PANCETTA AFFUMICATA

Ingredienti per 4 persone:

- 250 gr di pancetta affumicata in un solo pezzo
- 450 gr di pomodoro pelati
- 1 cipolla bianca
- 3 coste di sedano
- ½ bicchiere di vino bianco
- Peperoncino secco
- Olio evo q.b.
- Qualche foglia di basilico
- Sale fino q.b.

Preparazione:

- Tritate sottilmente il sedano e la cipolla; eliminate la cotenna e riducete la pancetta affumicata a piccoli pezzi. Tagliate i pomodori pelati a pezzettini
- Mettete a scaldare un giro d'olio in una padella e poi, a fuoco basso, fate rosolare la pancetta con la cipolla, il sedano e il peperoncino
- Lasciate sul fuoco per una decina di minuti mescolando di tanto in tanto, in questo modo le verdure risulteranno appassite e la pancetta rosolata. Sfumate con il vino e lasciate evaporare poi unite anche i pelati

- Spezzettate il basilico con le mani e aggiustate di sale e pepe. Cuocete il sugo per 20 minuti circa o comunque finché non risulterà abbastanza asciutto o avrà raggiunto la consistenza desiderata
- Questo sugo con la pancetta è veloce da preparare, non laborioso e di sicuro successo

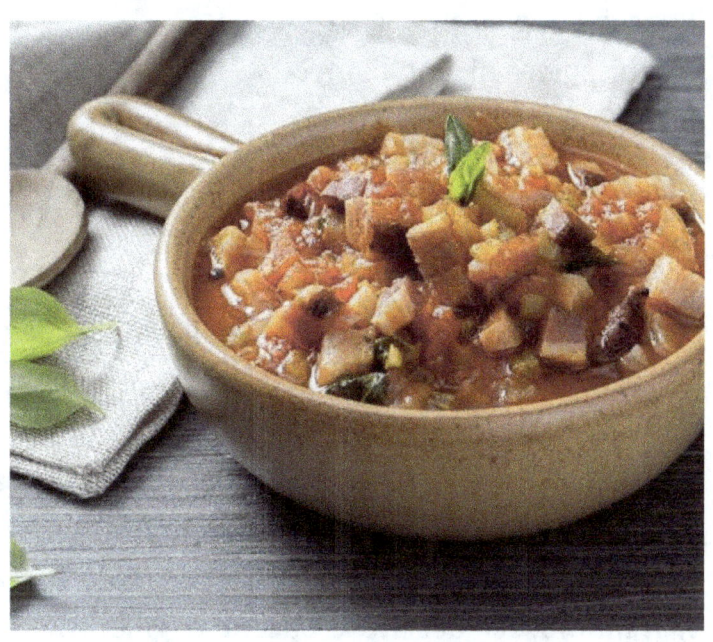

RAGÙ BIANCO DI CINTA SENESE

Ingredienti per 4 persone:

- 1 kg di cinta senese (spalla)
- 250 ml di brodo di carne
- 1 cipolla piccola, 1 carota e 1 costa di sedano
- 50 ml di olio evo
- 1 foglia di alloro
- 2 bacche di ginepro
- ¼ di bicchiere di vino bianco
- Sale e pepe nero q.b.

Preparazione:

- Eliminate la cotenna dalla spalla di maiale, poi tagliatela grossolanamente a pezzi e passatela al tritacarne per macinarla finemente. Se non avete il tritacarne, potete chiedere al vostro macellaio di fiducia di tritarvi la carne al momento
- Tritate finemente anche la carota, la cipolla e il sedano e, in ultimo, schiacciate le bacche di ginepro
- Scaldate l'olio extravergine di oliva in un ampio tegame, aggiungete il trito di carota, sedano e cipolla e fate rosolare a fiamma bassa per 5-6 minuti
- Poi aggiungete la carne trita di maiale e lasciatela rosolare per 7-8 minuti, mescolando spesso.

Aggiustate di sale e di pepe, dopodiché sfumate con il vino bianco e lasciatelo evaporare completamente
- Infine aggiungete le bacche di ginepro tritate, l'alloro e mescolate bene. A questo punto allungate con il brodo di carne e lasciate cuocere a fuoco dolce per circa un'ora, o fino a che il brodo non si sarà asciugato quasi completamente: a quel punto, potete rimuovere la foglia di alloro dal tegame
- Questo sugo è ottimo per condire un buon piatto di pappardelle ricce o pici toscani

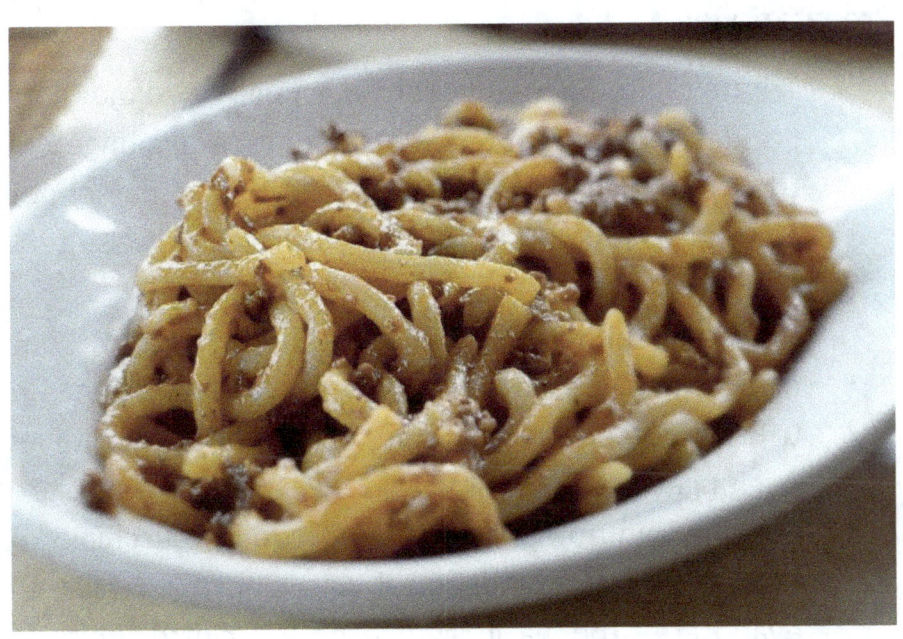

RAGÙ DI SEITAN

Ingredienti per 4 persone:

- 500 gr di seitan fresco biologico
- 1 carota, 2 coste di sedano e 1 cipolla piccola
- 2 cucchiai di olio d'oliva
- 250 gr di passata di pomodoro
- ½ bicchiere di vino bianco secco
- 1 cucchiaino di concentrato di pomodoro
- Sale e pepe nero q.b.

Preparazione:

- Tritate molto finemente carota, cipolla e sedano
- Scaldate l'olio in un tegame capiente, e aggiungete il trito di odori; lasciate rosolare a fuoco basso per almeno 10 minuti, fino a che il soffritto non risulterà asciutto
- Inserite il seitan poco per volta in un tritacarne per ottenere un macinato (se non avete a disposizione un tritacarne, potete tritare il seitan al coltello. Aggiungete il seitan tritato al soffritto e fatelo rosolare qualche minuto, girando spesso con un cucchiaio di legno. Sfumate quindi con il vino bianco e lasciatelo evaporare. Appena il ragù tornerà asciutto, unite la passata di pomodoro, sciacquando il barattolo con un

po' di acqua in modo da raccogliere tutta la passata e rendere un po' più umido il ragù. Amalgamate bene e unite anche il concentrato di pomodoro
- Proseguite la cottura, a fuoco dolce, per 40 minuti, girando spesso per non far attaccare il ragù. Verso fine cottura regolate di sale e pepe e amalgamate con cura
- Il ragù di seitan è pronto per essere utilizzato nelle vostre fantasiose ricette!

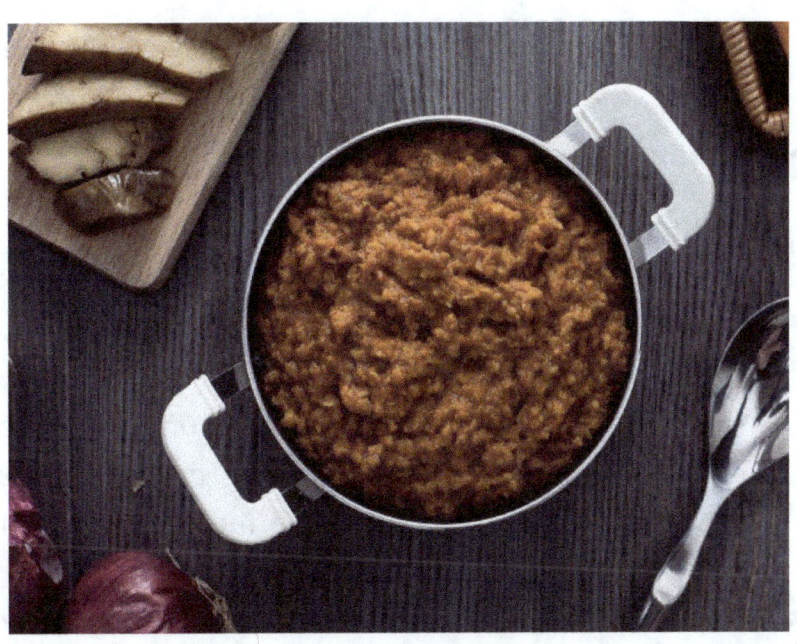

SUGO CON MELANZANE E ZUCCHINE

Ingredienti per 4 persone:

- 2 melanzane piccole
- 2 zucchine medie
- 1 cipolla rossa di Tropea
- 600 gr di passata di pomodoro
- ½ bicchiere di vino bianco
- 1 cucchiaio di prezzemolo tritato
- Olio evo q.b.
- Sale e pepe nero q.b.

Preparazione:

- Pulite le melanzane e tagliatele a cubetti piccoli e una parte tritatela ancora più finemente; tagliate a piccoli cubetti anche le zucchine e infine pulite il cipollotto e tritatelo grossolanamente
- In una casseruola ampia scaldate un filo d'olio e lasciate soffriggere la cipolla per qualche minuto, successivamente aggiungete le melanzane e poi le zucchine
- Dopo circa 15 minuti di cottura sfumate col vino e quando l'alcol evapora unite la passata di pomodoro Cuocete a fiamma bassa per una trentina di minuti mescolando di tanto in tanto; aggiustate di sale e pepe

e controllate che il fondo non si asciughi troppo (potrete aggiungere acqua al bisogno)
- Togliete dal fuoco e completate con il prezzemolo tritato

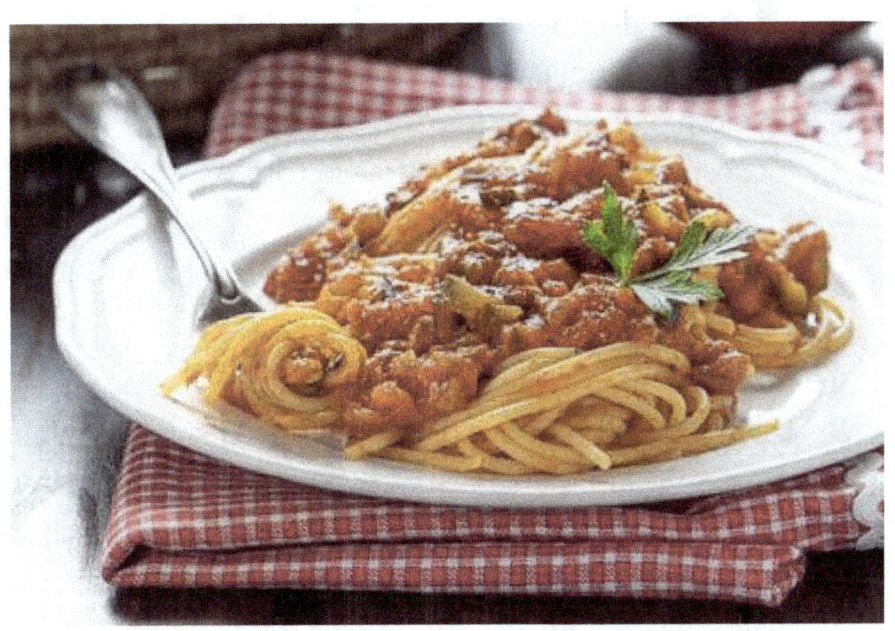

RAGÙ DI POLPO

Ingredienti per 4 persone:

- 400 gr di polpo già lessato e tagliato a tocchetti
- 300 gr di passata di pomodoro
- 200 gr di pomodori ciliegino
- 3 cucchiai di olio evo
- 1 carota, 1 cipolla, 1 costa di sedano
- 1 spicchio di aglio
- 1 cucchiaio di prezzemolo fresco tritato
- Sale e pepe nero q.b.

Preparazione:

- Lavate bene i pomodorini e tagliateli a spicchi, salate e mettete in un colapasta con sale per far perdere il liquido di vegetazione. Preparate poi un trito finissimo di sedano, carote e cipolla, mondate l'aglio e dividetelo a metà
- In un padella dal fondo antiaderente e dai bordi alti fate rosolare lo spicchio di aglio in 3 cucchiai di olio: eliminate l'aglio
- Fate rosolare anche sedano, carota e cipolla, mescolate gli ingredienti per evitare che attacchino al fondo. Unite anche i tocchetti di polpo e fate rosolare anch'essi per 2-3 minuti a fuoco moderato. Continuate

a mescolarli per evitare che attacchino al fondo della padella. Poi unite i pomodorini e la passata di pomodoro; lasciate cuocere così a fuoco molto dolce per 10-15 minuti. Spegnete il fuoco e aggiungete il prezzemolo tritato
- Questo sugo è perfetto per condire una pasta corta creando un ottimo e gustoso piatto unico

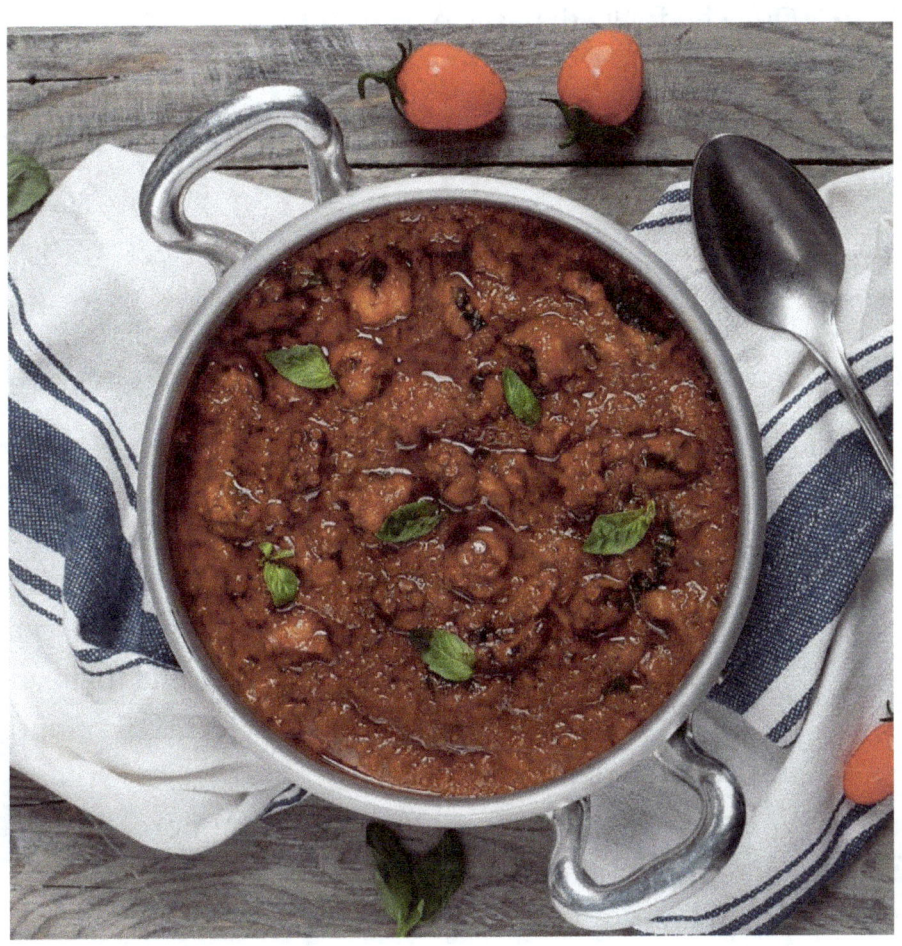

CREMA DI PEPERONI

Ingredienti per 4 persone:

- 2 peperoni rossi
- 300 gr di pomodori ramati maturi
- 1 spicchio di aglio
- Qualche foglia di basilico
- Olio evo q.b.
- Sale e pepe nero q.b.

Preparazione:

- Lavate i peperoni, rimuovete la calotta e tagliateli nel senso della lunghezza, eliminate i semi e le nervature interne, quindi riduceteli a cubetti
- Tagliate grossolanamente il pomodoro ramato. Versate un filo d'olio in una casseruola e fate soffriggere l'aglio in camicia e poi aggiungete i cubetti di peperone e il pomodoro, regolate di sale e poi aromatizzate con il pepe macinato fresco e le foglie di basilico. Cuocete a fuoco medio per circa 15 minuti mescolando di tanto in tanto
- Versate i peperoni cotti col pomodoro in un contenitore alto e frullate tutto con un mixer a immersione

- Questa crema ai peperoni è perfetta per condire una pasta corta, abbiate solo l'accortezza di tenere un mestolo di cottura della pasta per allungare il sugo, se necessario
- Ottimo piatto per la stagione estiva

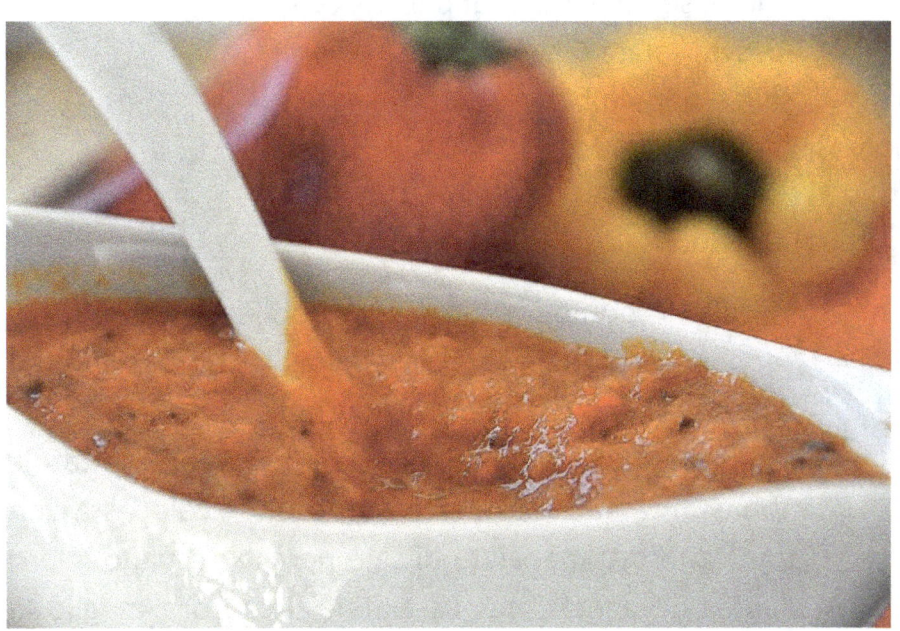

SUGO ALLA NORMA

Ingredienti per 4 persone:

- 2 melanzane medie
- 800 gr di pomodori San Marzano a sugo
- 2 o 3 cucchiai di olio evo
- 2 spicchi di aglio
- Foglie di basilico fresco
- Olio di semi di arachidi per friggere
- Ricotta salata q.b.
- Sale e pepe q.b.

Preparazione:

- Tuffate i pomodori in acqua bollente per 30/40 secondi, scolateli, sbucciateli, divideteli a metà ed eliminate i semi: tagliateli a tocchetti
- Lavate le melanzane, eliminate il picciolo, affettatele abbastanza sottili e mettetele in uno scolapasta con una generosa manciata di sale perché perdano il loro liquido di vegetazione. Lasciatele circa 1 ora, meglio se con un peso sopra
- Scaldate abbondante olio di semi e friggete le melanzane, un po' per volta, dopo averle ben asciugate con carta da cucina; mano a mano che

- risultano dorate, scolatele e mettete su carta assorbente, salate a piacere e tenete in caldo
- In un tegame dal fondo spesso versate un filo d'olio e ponete a soffriggere due spicchi d'aglio sbucciati e interi, così poi se desiderate potrete rimuoverli. Quando l'aglio diventa dorato, versate i pomodori e cuocete a fuoco bassissimo coprendo con coperchio, lasciate cuocere per una ventina di minuti fino a quando i pomodori risultano ben morbidi e avranno rilasciato il sughetto. Regolate di sale e pepe
- Togliete dal fuoco e aggiungete il basilico intero o spezzettato a mano
- Con questo sugo potrete condire della pasta corta, le penne ad esempio, accompagnando il piatto con le melanzane fritte e scaglie di ricotta salata

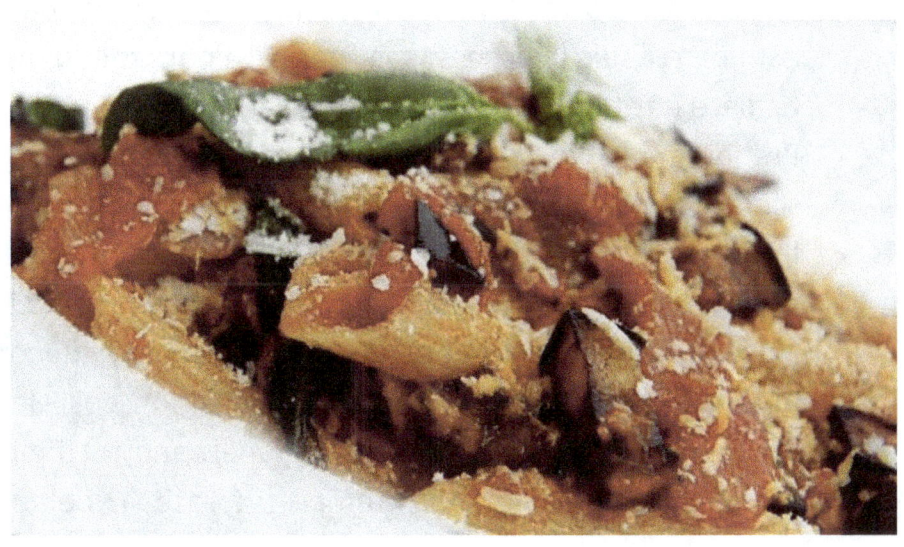

SUGO ALLA PUTTANESCA

Ingredienti per 4 persone:

- 800 gr di pomodori pelati
- 1 cucchiaio di capperi sotto sale
- 1 mazzetto di prezzemolo tritato
- 5/6 acciughe sott'olio
- 100 gr di olive di Gaeta
- 2 spicchi di aglio
- Peperoncino in scaglie q.b.
- 2 cucchiai di olio evo
- Sale q.b.

Preparazione:

- Sciacquate sotto l'acqua corrente i capperi per eliminare il sale in eccesso, asciugateli e poneteli su un tagliere e tritateli grossolanamente al coltello
- Prendete le olive di Gaeta denocciolatele e schiacciatele con la lama di un coltello
- In una padella ampia versate l'olio, gli spicchi d'aglio sbucciati e lasciati interi e il peperoncino, aggiungete i filetti di acciughe e i capperi dissalati. Rosolate a fuoco medio per 5 minuti mescolando spesso, così le acciughe si scioglieranno e si sprigioneranno tutti gli aromi. Trascorso questo tempo versate i pelati

leggermente schiacciati, mescolate con un cucchiaio e cuocete per altri 10 minuti a fuoco medio
- Quando il sugo sarà pronto, eliminate gli spicchi d'aglio e aggiungete le olive schiacciate Profumate il sugo con il prezzemolo fresco tritato
- Un sapiente e semplice mix di ottimi ingredienti esalta tutto il gusto di questo ottimo sugo

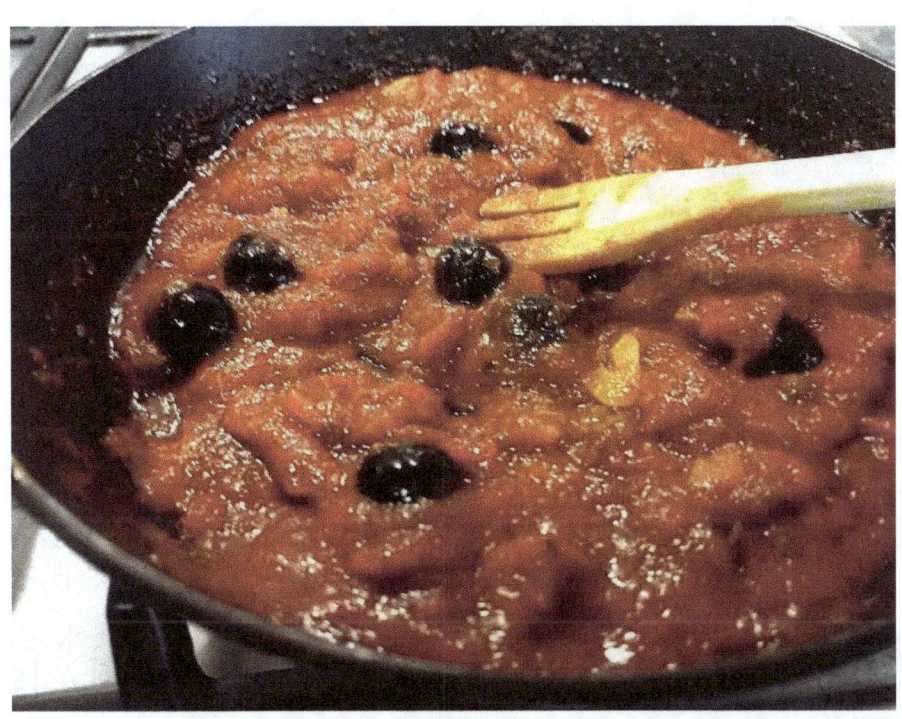

SUGO ALLA VESUVIANA

Ingredienti per 4 persone:

- 450 gr di pomodori pelati
- 2 cucchiai di olive nere denocciolate
- 150 gr di mozzarella fiordilatte
- 20 gr di capperi dissalati
- 1 cipolla rossa
- Peperoncino fresco q.b.
- Olio evo e sale q.b.
- Origano fresco

Preparazione:

- Mondate la cipolla rossa e affettatela sottilmente, tagliate a fettine sottili anche il peperoncino fresco e le olive
- Sgocciolate con cura la mozzarella fiordilatte e tagliatela a pezzettini
- Versate l'olio di oliva in un tegame, aggiungete la cipolla e il peperoncino e lasciate stufare la cipolla a fiamma media aggiungendo un paio di mestoli di acqua calda fino a quando la cipolla non risulterà morbida e dorata. A questo punto versate i pomodori pelati e con un cucchiaio di legno schiacciateli leggermente Quindi insaporite con le olive, i capperi e

regolate di sale. Cuocete il sugo per circa 15 minuti a fiamma dolce
- Quando il sugo sarà giunto a cottura, aggiungete la mozzarella e profumate con l'origano fresco
- Veloce e stuzzicante, questo sugo vi riporta tutti sapori mediterranei celati nel suo nome

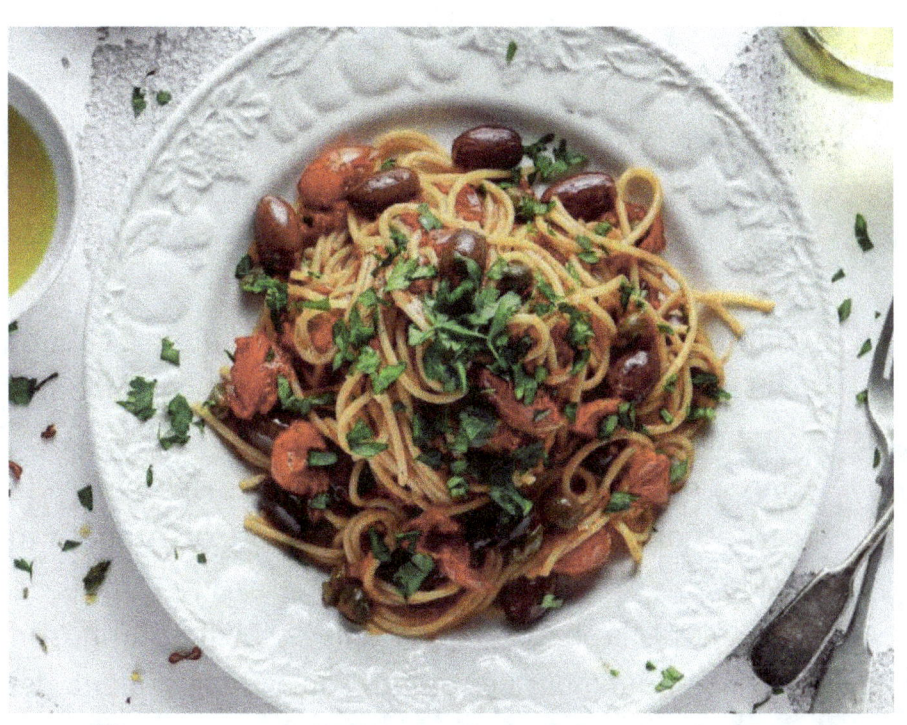

SUGO ALLA CARBONARA

Ingredienti per 4 persone:

- 150 gr di guanciale
- 4 tuorli + 1 uovo intero
- 40 gr di pecorino grattugiato
- Sale e pepe nero q.b.

Preparazione:

- La preparazione di questo celeberrimo sugo è molto semplice e veloce: dovrete essere altrettanto veloci voi a combinare insieme gli ingredienti per avere un ottimo risultato
- Eliminate la cotenna al guanciale e tagliatelo a cubetti che metterete in un tegame, senza alcun condimento, per far rosolare; lasciate a fuoco abbastanza vivace fino a quando il grasso non diventa trasparente e la carne ben croccante. Spegnete il fuoco e tenete in caldo
- In una ciotola sbattete bene le uova con il pecorino, un pizzico appena di sale (tenete conto della sapidità del pecorino e anche del guanciale) e una generosa macinata di pepe nero
- I vostri ingredienti per la carbonara sono pronti, dovrete solo cuocere la pasta (tenete un paio di

mestoli di acqua di cottura della pasta), condirla velocemente prima con il guanciale e poi con le uova sbattute, mescolando bene per non avere l'effetto frittata, stemperando, se necessario, con un po' di acqua di cottura della pasta

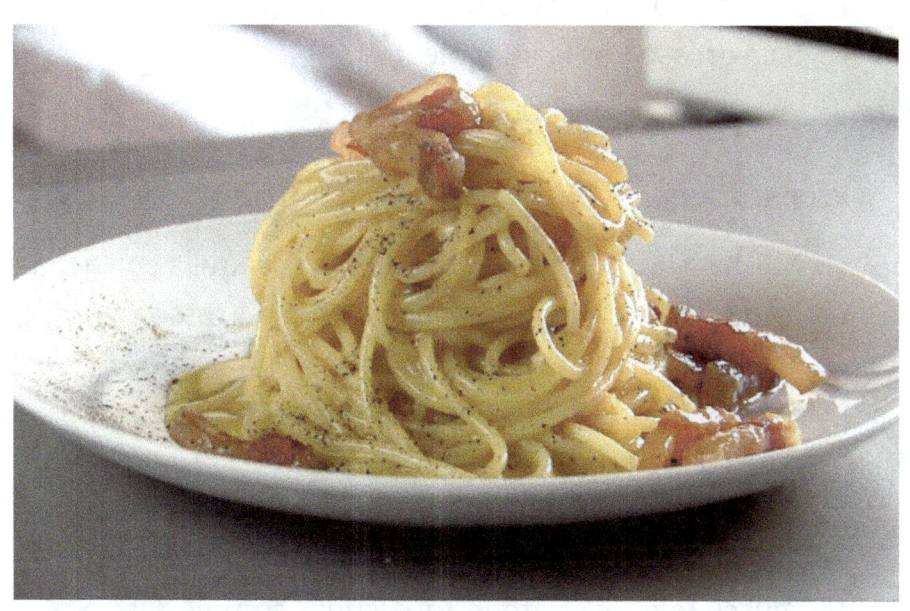

SUGO ALLE VONGOLE

Ingredienti per 4 persone:

- 1 kg di vongole veraci
- 2 spicchi di aglio
- 2 cucchiai di prezzemolo tritato
- 1 bicchiere di vino bianco secco
- Olio evo q.b.
- Sale e peperoncino q.b.
- Sale grosso per le vongole

Preparazione:

- Mettete le vongole in una capiente scodella con acqua fredda e due grosse manciate di sale grosso per farle spurgare. Lasciatele un paio d'ore
- Trascorso questo tempo, lavatele bene sotto l'acqua corrente e mettetele in un tegame con uno spicchio d'aglio intero e il vino bianco; coprite e fatele aprire (serviranno tra i 5 e i 10 minuti). Toglietele dal tegame, sgusciatele, lasciatene qualcuna con il guscio per decorare il piatto, e filtrate il succo di cottura con una garza. Tenetelo da parte
- Prendete un tegame capiente e dai bordi medio/bassi, oliate bene il fondo, mettete aglio tritato e peperoncino e, quando l'aglio è rosolato, unite le

vongole e il loro liquido filtrato. Lasciate insaporire per qualche minuto e quando togliete dal fuoco, aromatizzate con il prezzemolo tritato
- Il vostro sugo alle vongole è pronto per accogliere un buon piatto di spaghetti!

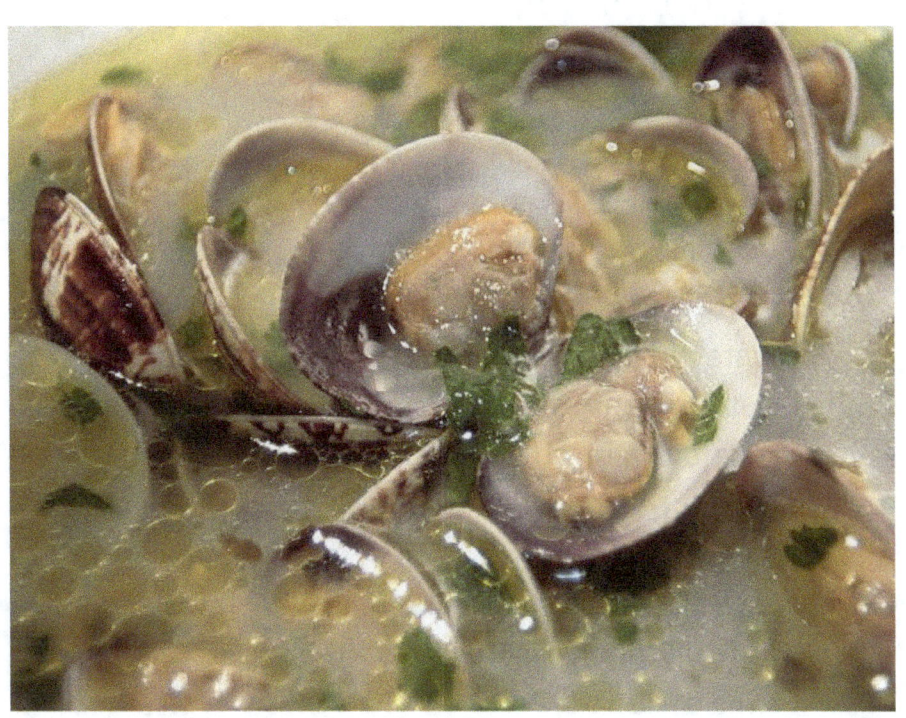

PESTO DI ZUCCHINE

Ingredienti per 4 persone:

- 2 zucchine medie
- 30 gr di pinoli
- 30 gr di parmigiano grattugiato
- 30 gr di pecorino grattugiato
- Una decina di foglie di basilico
- 125 ml di olio evo
- Sale e pepe q.b.

Preparazione:

- Lavate le zucchine, privatele delle estremità e, con l'aiuto di una grattugia dai fori larghi, tritatele e mettetele in un colino, salate leggermente e lasciatele riposare per 30 minuti, così che perdano il liquido in eccesso
- Versatele nel bicchiere di un mixer insieme ai pinoli e alle foglie di basilico precedentemente pulite con un panno asciutto
- Aggiungete il Parmigiano grattugiato, il pecorino e una parte dell'olio; azionate il mixer e frullate per qualche secondo
- Aggiungete la parte restante di olio, una macinata di pepe e frullate fino ad ottenere una crema omogenea.

Trasferite il composto in una ciotola e utilizzate il pesto di zucchine secondo le vostre necessità
- Questo pesto è perfetto sia per condire una pasta che per arricchire un toast o accompagnare dei crostini per l'aperitivo

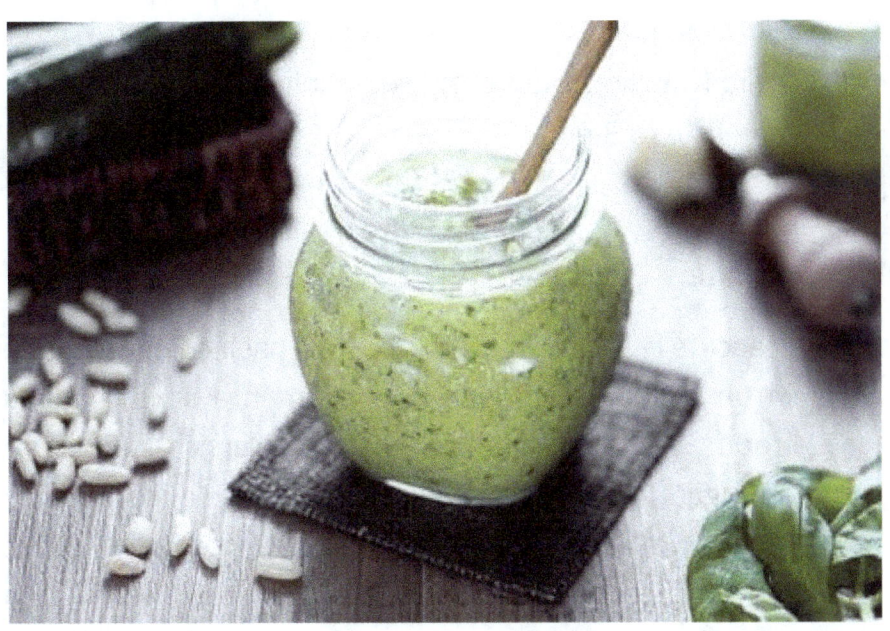

PESTO ALLA GENOVESE

Ingredienti per 4 persone:

- Basilico genovese DOP 70 gr
- Olio extravergine d'oliva Ligure DOP 70 ml
- Parmigiano Reggiano stagionato grattugiato 50 gr
- Pecorino sardo (Fiore Sardo) 30 gr grattugiato
- Pinoli 30 gr
- Aglio (meglio se di Vessalico) 2 spicchi
- Sale grosso 3 gr

Preparazione:

- Staccate le foglioline dai rametti di basilico e mettetele in un colino. Sciacquatele brevemente sotto l'acqua fredda corrente poi trasferitele su un canovaccio e asciugatele tamponando e sfregando delicatamente facendo attenzione all'incavo della foglia in cui si raccoglie l'acqua, perché dovranno risultare ben asciutte
- Prendete un mortaio di marmo (non il frullatore perché le lame in acciaio scaldano e rischiano di rovinare il basilico) e inserite all'interno gli spicchi di aglio privati dell'anima e divisi a metà. Lavorate l'aglio con un pestello di legno fino ad ottenere una crema: aggiungete i pinoli e procedete nello stesso modo

- Quando li avrete ridotti in pasta, unite le foglie di basilico e il sale grosso
- Partite sempre prima con dei movimenti di percussione per poi proseguire con movimenti rotatori. Abbiate cura di raccogliere con un cucchiaio gli ingredienti dai bordi interni del mortaio così da ottenere un pesto uniforme. Quando la consistenza risulterà cremosa e omogenea, aggiungete il pecorino e pestate nello stesso modo per incorporarlo, poi unite anche il Parmigiano Reggiano e fate la stessa cosa
- Quando tutti gli ingredienti saranno ridotti in crema versate l'olio e fate roteare il pestello ancora per pochi istanti. Il vostro pesto alla genovese è pronto per essere utilizzato, perfetto come piatto simbolo della cucina estiva italiana

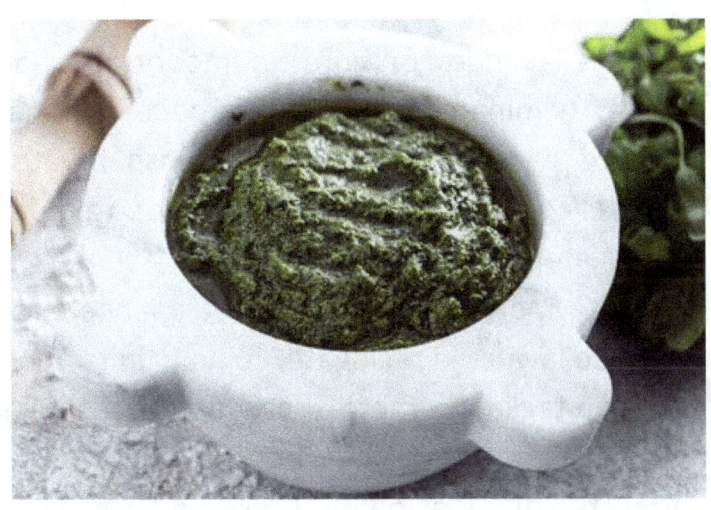

PESTO ALLA SICILIANA

Ingredienti per 4 persone:

- Pomodori ramati maturi 500 gr
- Pinoli 50 gr
- 1 spicchio di aglio
- 1 mazzetto di basilico
- 100 gr di parmigiano grattugiato
- 150 gr di ricotta vaccina
- 150 ml di olio evo
- Sale e pepe q.b.

Preparazione:

- Iniziate lavando con cura i pomodori e dividendoli a metà, eliminate la parte interna e spremeteli per eliminare i semini e il succo in eccesso. Lavate le foglie di basilico sotto acqua corrente e, dopo averle scolate, asciugatele con un panno
- Versate i pomodori in un mixer, aggiungete le foglie di basilico lavate ed asciugate, i pinoli; unite uno spicchio di aglio tagliato a metà, il parmigiano grattugiato e la ricotta. Regolate di sale e pepe
- Versate l'olio e azionate il mixer a bassa velocità per controllare il grado di cremosità desiderata. Potete, infatti, decidere se ottenere un composto più o meno

cremoso. Quando il pesto avrà raggiunto la giusta consistenza, verificate se necessita ancora di sale e pepe
- Ora il pesto alla siciliana è pronto per arricchire e colorare la vostra pasta, ottima alternativa, tutta mediterranea, al classico pesto alla genovese!

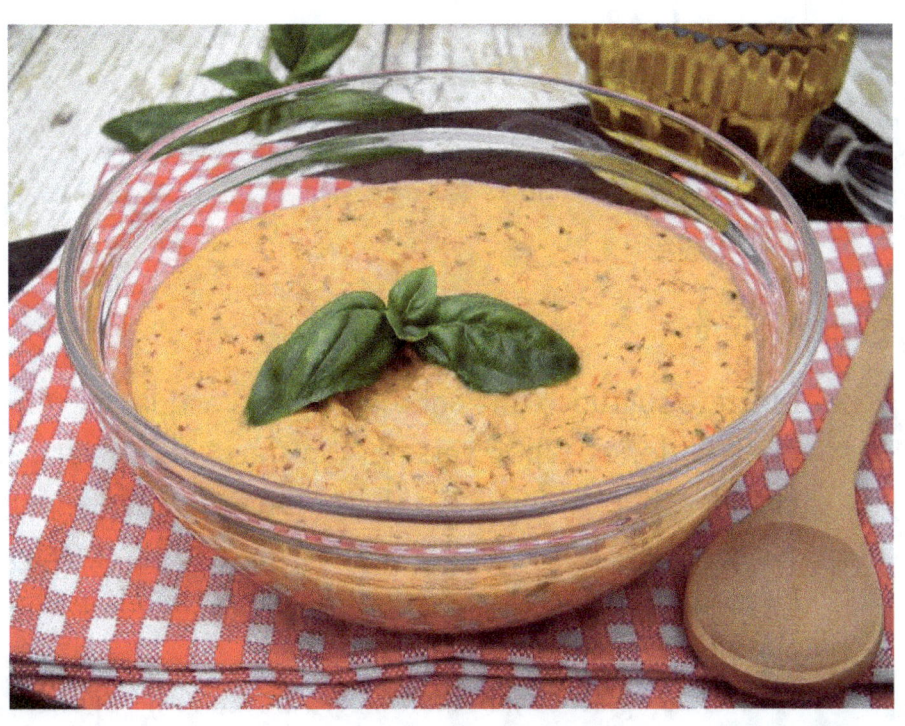

PESTO DI PISTACCHI

Ingredienti per 4 persone:

- 200 gr di pistacchi non salati e non tostati (senza guscio)
- 40 gr di grana grattugiato
- La scorza di ½ limone biologico
- 1 spicchio di aglio
- 100 ml di olio evo
- 100 ml di acqua
- Qualche foglia di basilico
- Sale fino e pepe nero q.b.

Preparazione:

- Mettete sul fuoco una pentola colma d'acqua, portate a ebollizione e poi versate i pistacchi sgusciati e cuocete per 5 minuti o il tempo necessario per ammorbidire la buccia, poi scolate i pistacchi. Eliminate la buccia dei pistacchi e raccoglieteli in una ciotolina
- Trasferite i pistacchi in un mixer, versate l'olio di oliva, il grana padano grattugiato, le foglie di basilico, mezzo spicchio di aglio e la scorza grattugiata di mezzo limone. Azionate per qualche istante le lame e poi versate l'acqua; regolate di sale e pepe, e azionate

nuovamente le lame; frullate il composto fino ad ottenere una crema omogena
- Questo pesto di pistacchi ha un gusto fresco e aromatico, importante è usare pistacchi di qualità. Si conserva in frigorifero per 4/5 giorni, oppure può essere congelato dentro un vasetto a chiusura ermetica

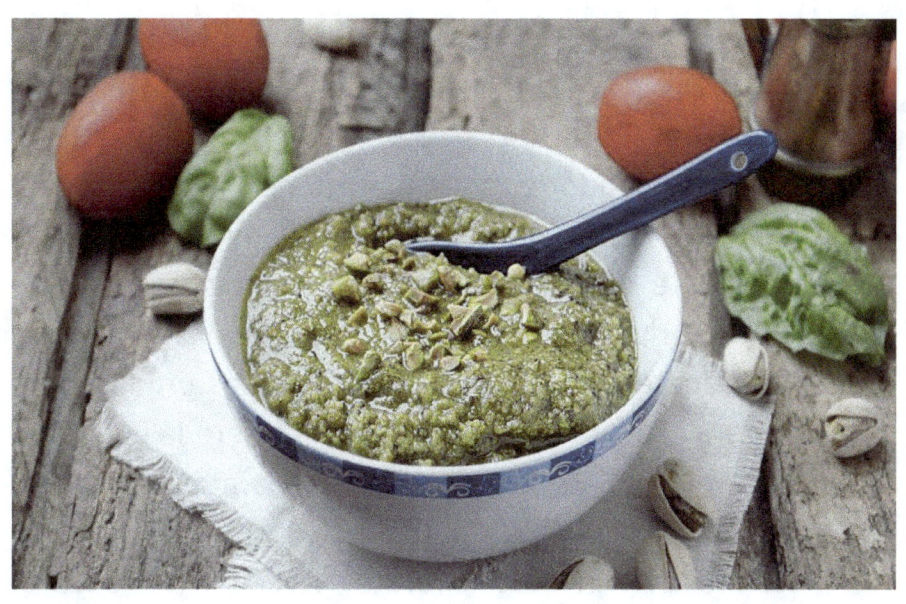

PESTO ALLA TRAPANESE

Ingredienti per 4 persone:

- 250 gr di pomodori perini maturi ma sodi
- 50 gr di mandorle sgusciate
- 50 gr di basilico
- 1 cucchiaio di pecorino grattugiato
- 1 spicchio di aglio rosso
- Sale e pepe nero q.b.

Preparazione:

- Pelate le mandorle (è un'operazione molto semplice) facendole sbollentare per qualche minuto in acqua bollente e poi scolatele e lasciatele asciugare su un vassoio rivestito con carta assorbente. Un volta raffreddate pelatele ad una ad una: basterà fare una leggera pressione con le dita per staccare la buccia
- Una volta pelate le mandorle, preparate i pomodori lavati tuffandoli in acqua bollente per 30/40 secondi: scolateli con un mestolo forato e lasciateli raffreddare. Una volta raffreddati spellate i pomodori, tagliate a metà ed eliminate i semi interni: metteteli in un mixer, o in alternativa potete utilizzare anche un mortaio

- Aggiungete nel mixer il mazzetto di basilico, le mandorle pelate, l'aglio e frullate il tutto per un paio di minuti
- Una volta ottenuto un composto omogeneo, unite il pecorino grattugiato e trasferite il battuto in una ciotola. Regolate di sale e pepe, aggiungete un filo d'olio extravergine d'oliva e amalgamate bene il tutto
- Il vostro pesto alla trapanese è pronto per condire la vostra pasta preferita
- Questa è una ricetta antica, tipica della Sicilia occidentale, la cui diffusione è partita dai porti trapanesi per poi approdare in tutto il mondo

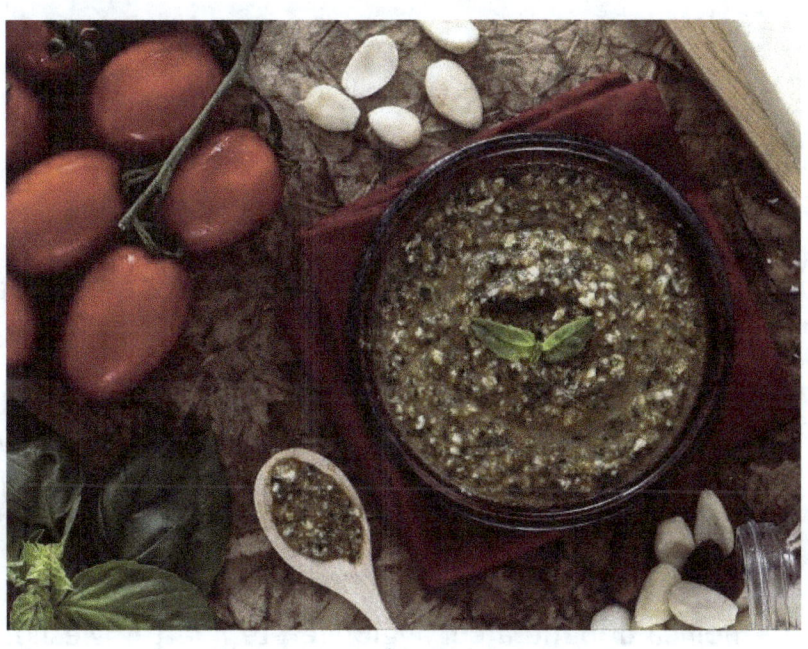

SALSA ALLE NOCI

Ingredienti per 4 persone:

- 160 gr di noci sgusciate
- 70 ml di olio evo
- 20 gr di pinoli
- 30 gr di parmigiano grattugiato
- 160 ml di latte intero
- 30 gr di mollica di pane
- Un pizzico di maggiorana
- 1 spicchio di aglio
- Sale q.b.

Preparazione:

- Prendete un tegame dai bordi alti e portate ad ebollizione dell'acqua. Quando l'acqua è a bollore versate i gherigli per almeno 5 minuti. Questa operazione consentirà di privarli della buccia esterna più facilmente; scolate i gherigli aiutandovi con uno scolapasta e disponeteli su un canovaccio pulito affinché si asciughino e si intiepidiscano
- Prendete una ciotola dai bordi alti e versatevi la mollica di pane a cui aggiungerete il latte. Mescolate in modo tale che il pane possa inumidirsi bene. Quando la mollica si sarà ammorbidita, usate un colino

a maglie strette appoggiato sopra ad una ciotolina per scolare il latte in eccesso ed eventualmente esercitate una leggera pressione con una spatola. Raccogliete il latte in eccesso e tenetelo da parte. Prendete ora i gherigli intiepiditi e privateli della buccia esterna. Quindi uniteli in un mixer insieme a pane precedentemente ammollato nel latte e ai pinoli; unite anche aglio, maggiorana e formaggio grattugiato
- Azionate il frullatore e poco alla volta unite l'olio ed il latte tenuto da parte per rendere più cremosa e omogenea la vostra salsa alle noci. Regolate di sale e pepe
- La salsa alle noci è uno dei capisaldi della gastronomia ligure, ideale come condimento per molteplici piatti

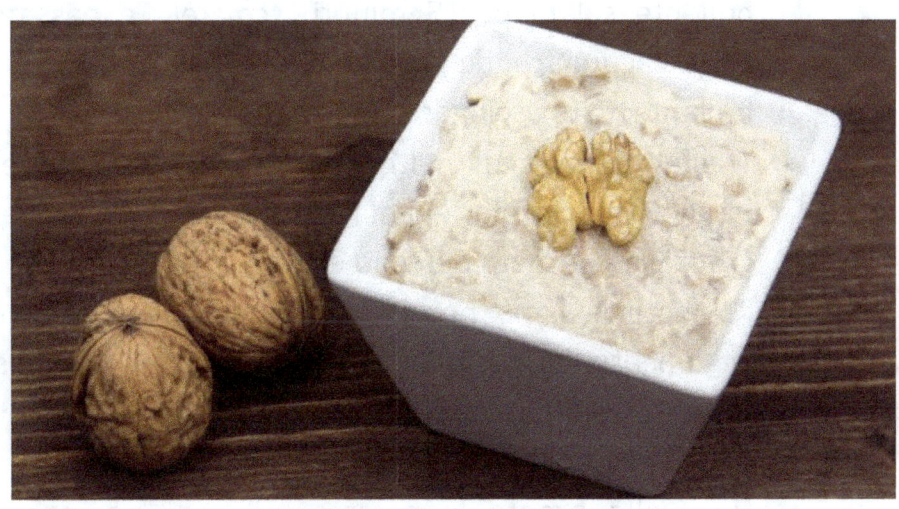

PESTO CON I BROCCOLI

Ingredienti per 4 persone:

- 350 gr di cimette di broccoli
- 30 gr di pinoli
- Una decina di mandorle pelate
- Alcune foglie di basilico
- 70 ml di olio evo
- 30 gr di parmigiano grattugiato
- Un pizzico di sale fino

Preparazione:

- Lavate le cimette di broccoli e tuffatele in acqua bollente salata per 5 minuti: scolatele e passatele sotto l'acqua fredda perché mantengano il loro verde brillante. Fate asciugare su un canovaccio pulito
- Trasferite i broccoli nel mixer, aggiungete le foglie di basilico, le mandorle pelate, i pinoli, il Parmigiano grattugiato e metà dell'olio extravergine di oliva
- Azionate le lame per frullare tutti gli ingredienti e aggiungete a filo il restante olio; se il composto dovesse risultare troppo asciutto aggiungete altro olio. Il pesto deve risultare cremoso
- Una volta pronto lo potrete utilizzare per condire qualsiasi formato di pasta

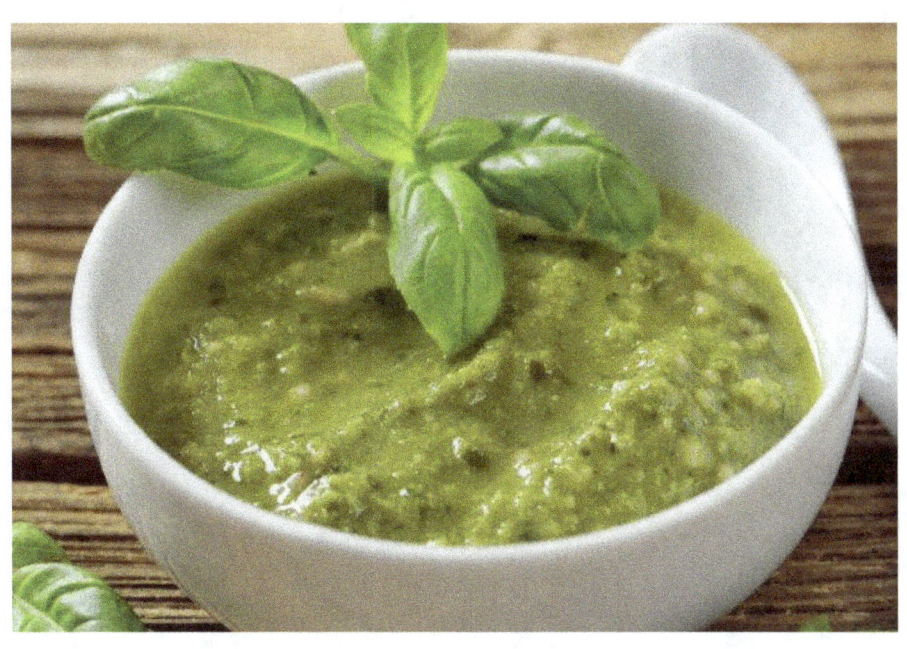

SALSE DAL MONDO

Per salsa si intende una preparazione gastronomica che ha la funzione di legare insieme svariati ingredienti per creare una consistenza cremosa e compatta. La salsa è un ottimo accompagnamento per carni, pesci e verdure e il suo obiettivo è quello di esaltarne i sapori grazie alla sua composizione a cui si aggiungono aromi e spezie

Le salse sono un accompagnamento ai nostri piatti e vengono preparate in tutto il mondo, secondo gli ingredienti locali, i prodotti del territorio e i costumi alimentari del Paese di origine

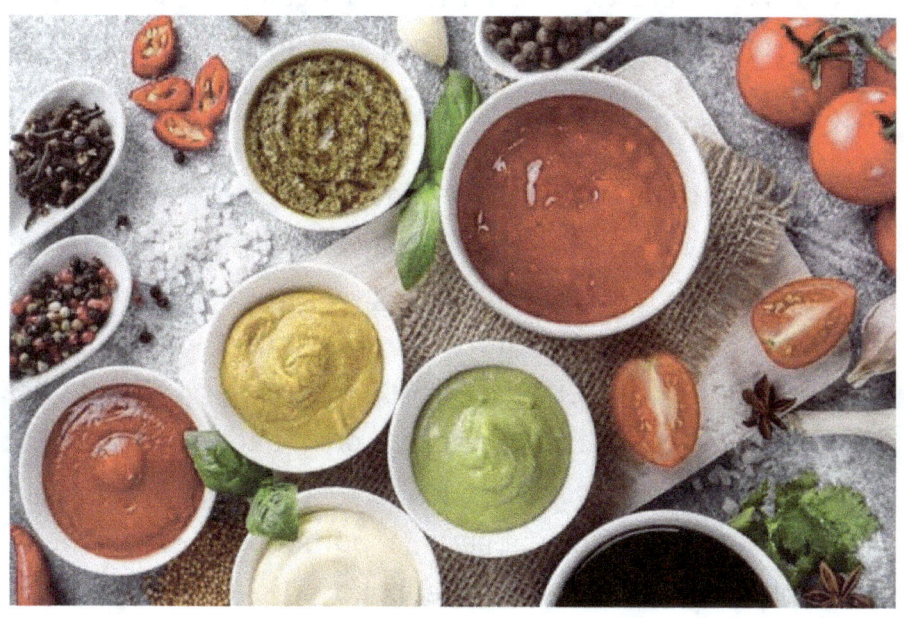

SALSA GUACAMOLE (Messico)

Ingredienti per 4 persone:

- 1 avocado maturo
- 1 peperoncino verde
- 1 pomodoro ramato maturo e sodo
- 2 cucchiai di olio d'oliva
- 1 cucchiaio di succo di lime
- ½ scalogno
- Sale e pepe nero q.b.

Preparazione:

- Sbucciate e tagliate a metà l'avocado nel senso della lunghezza, estraete il nocciolo. Tagliate la polpa con un coltellino e raccoglietela in una ciotolina e versateci il succo del lime
- Regolate quindi di sale e di pepe, e schiacciate la polpa con una forchetta. Tenete da parte, quindi mondate e tritate finemente lo scalogno, lavate, asciugate e affettate il pomodoro e ricavatene dei cubetti; spuntate il peperoncino verde (o rosso), svuotatelo dei semi e tagliatelo a listerelle e poi a dadini
- Aggiungete lo scalogno tritato finemente nella ciotola con la polpa di avocado, i pomodori a dadini, e il peperoncino; aggiungete l'olio e regolare di sale e

pepe, se necessario. Controllate la cremosità della salsa e, se occorre, correggete con un filo d'olio
- La vostra salsa guacamole è pronta per essere gustata

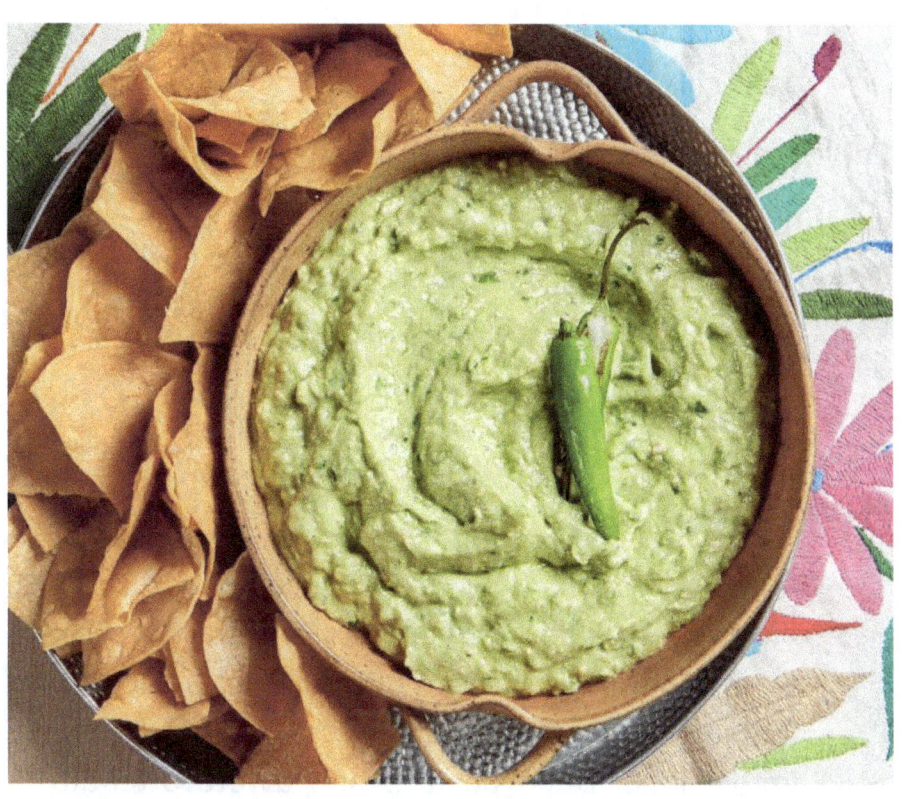

SALSA COCKTAIL (Inghilterra)

Ingredienti per 4 persone:

- 1 cucchiaino di salsa Worcestershire
- 40 gr di salsa Ketchup
- Tabasco q.b.
- 1 cucchiaino di brandy

Per la maionese:

- 1 tuorlo a temperatura ambiente
- 2 cucchiai di succo di limone
- 120 ml di olio di semi di girasole
- Sale e pepe q.b.

Preparazione:

- Cominciate dalla maionese versando il tuorlo nel bicchiere di un mixer insieme a sale, pepe e al succo di limone filtrato. Versate l'olio di semi a filo, molto lentamente, mentre tenete in funzione il frullatore ad immersione. Dopo pochi istanti avrete ottenuto la maionese della giusta consistenza cremosa
- Preparate ora la salsa cocktail versando la maionese in una ciotola, aggiungete il ketchup, la salsa Worcestershire, poi il brandy

- Mescolate il tutto e alla fine incorporate qualche goccia di tabasco
- La salsa cocktail è pronta per essere servita come accompagnamento per pesci e crostacei, ma è anche ottima da spalmare su gustosi sandwich

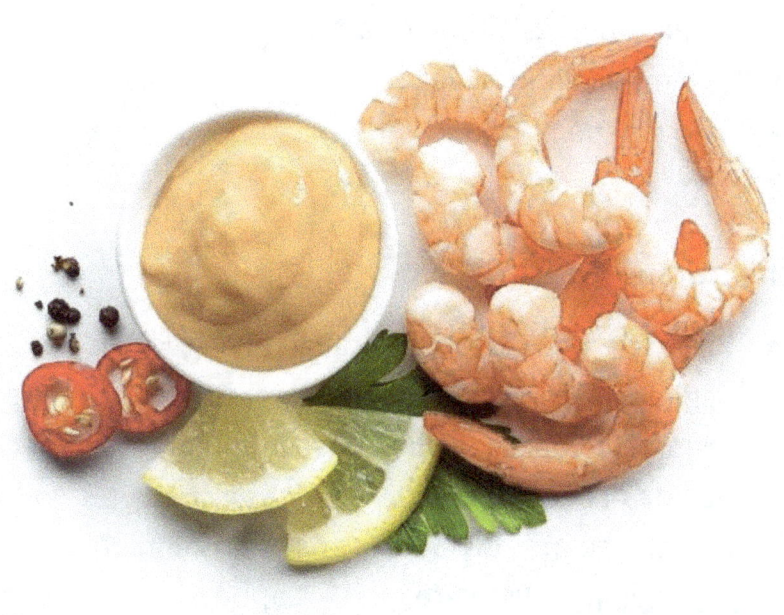

SALSA VERDE (Italia)

Ingredienti per 4 persone:

- 4 filetti di acciuga sott'olio
- 2 spicchi di aglio
- 120 gr di prezzemolo tritato
- 1 cucchiaio di capperi sotto sale
- 2 tuorli d'uovo sodi
- 3 cucchiai di aceto di vino bianco
- 80 gr di mollica di pane raffermo
- 150 ml di olio d'oliva
- Sale e pepe nero q.b.

Preparazione:

- Prendete una ciotola e setacciatevi i tuorli d'uovo
- Tagliate in pezzi la mollica che verserete in una ciotola insieme all'aceto di vino. Lasciate in ammollo per una decina di minuti
- Intanto pelate, dividete a metà ed eliminate l'anima dall'aglio, dissalate i capperi sciacquandoli ripetutamente sotto acqua corrente e tritateli insieme all'aglio e le acciughe, passando la lama sul trito in modo da schiacciarlo bene per ottenere una pasta ben amalgamata che verserete nella ciotola con il tuorlo. Strizzate con le mani la mollica e unitela nella ciotola;

infine aggiungete il prezzemolo tritato: regolate di sale e pepe (fate attenzione alla sapidità di acciughe e capperi)

- Mescolate accuratamente e cospargete con l'olio extravergine d'oliva. Lasciate riposare a temperatura ambiente per un paio di ore e la vostra salsa verde è pronta per accompagnare i piatti che più preferite, dai bolliti al pesce fino ai crostini di pane!

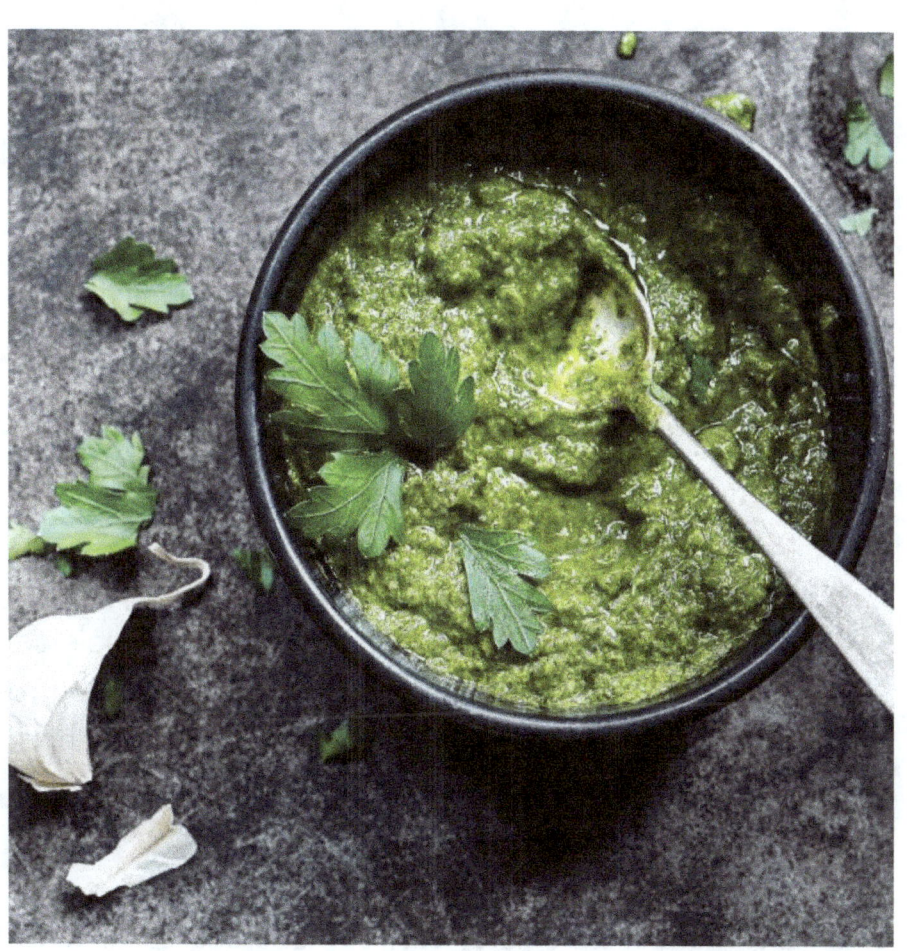

SALSA OLANDESE (Francia)

Ingredienti per 4 persone:

- 100 gr di burro chiarificato
- 4 tuorli d'uovo
- 2 cucchiai di succo di limone
- Sale e pepe bianco q.b.

Preparazione:

- Preparate il burro chiarificato, tagliandolo e lasciandolo fondere a bagnomaria facendo attenzione a schiumarlo, una volta depurato della caseina potrete travasarlo in una ciotola
- Preparate la salsa facendo molta attenzione alla cottura che è assolutamente a bagnomaria, quindi l'acqua non dovrà toccare il pentolino e non dovrà mai raggiungere il bollore
- Versate i tuorli nel pentolino e rompeteli con una frusta, mescolate e aggiungete il succo di limone e poi aggiustate di sale e pepe bianco. Aggiungete il burro chiarificato a filo (se l'avete preparato in precedenza risulterà rappreso, quindi lasciatelo fondere qualche istante prima di versarlo) e continuate a battere Noterete che la salsa inizierà a cambiare colore diventando più chiara, così come la sua consistenza

Occorrono circa 5 minuti di cottura a fuoco dolce, e mescolando sempre, per ottenere la salsa olandese, una gustosissima preparazione per accompagnare verdure, piatti di pesce e bistecche grigliate

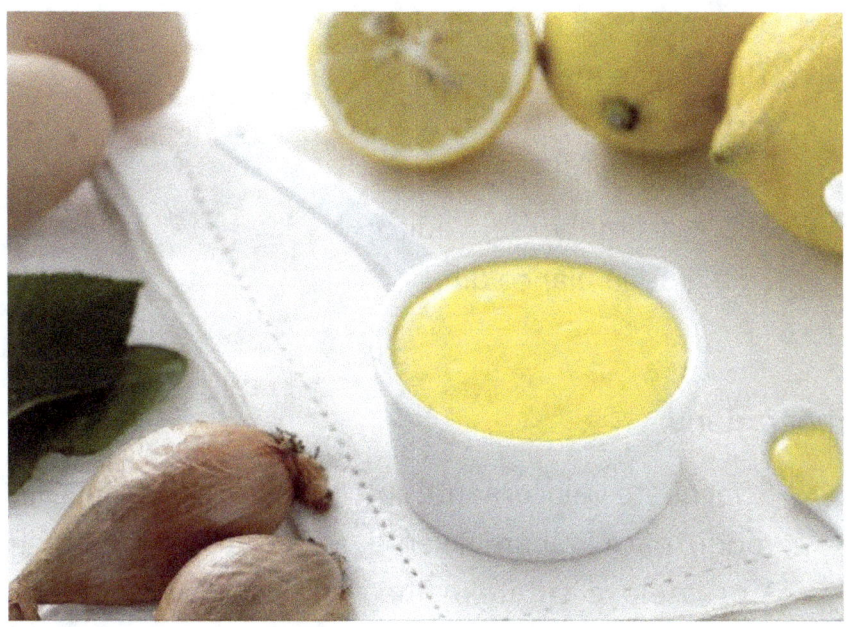

SALSA BERNESE (Francia)

Ingredienti per circa 500 gr di salsa:

- 300 gr di burro chiarificato
- 4 tuorli d'uovo
- 50 ml di vino bianco secco
- 1 cucchiaio di aceto di vino bianco
- 70 ml di acqua
- 1 scalogno
- 2 rametti di dragoncello
- Succo di limone (se gradito)
- Sale e pepe bianco q.b.

Preparazione:

- Sciacquate velocemente sotto l'acqua il dragoncello in modo da eliminare eventuali residui di terra quindi sfogliatelo e tritatelo finemente con un coltello da cucina. Pelate lo scalogno e tagliatelo a spicchi
- In un pentolino, versate l'acqua, il vino bianco e l'aceto e insaporite il tutto con pepe bianco e sale; aggiungete lo scalogno e metà del dragoncello tritato quindi portate il composto a ebollizione, abbassate la fiamma e fate cuocere fino a quando si sarà ridotto a un terzo
- Togliete dal fuoco, fate raffreddare e filtrate i liquidi attraverso le maglie di un colino

- In una ciotola mettete i 4 tuorli d'uovo e iniziate a montarli con una frusta a mano oppure con uno sbattitore elettrico, incorporando a filo l'infusione
- Quando il composto sarà ben spumoso, passate la ciotola su una pentola d'acqua in ebollizione, facendo cuocere la salsa a bagnomaria, continuando a lavorare con la frusta. Versate ora il burro chiarificato caldo a filo nel composto di tuorli e continuate a montare fino a che non otterrete un composto liscio, morbido e omogeneo, simile alla consistenza dello zabaione
- Togliete la salsa dal fuoco e trasferitela in una ciotola; regolate di sale e pepe e aggiungete, se lo gradite, qualche goccia di succo di limone e infine il dragoncello rimasto. Mescolate per amalgamare tutti i sapori ed ecco la vostra salsa bernese pronta per accompagnare magnificamente tagli di carne rossa!

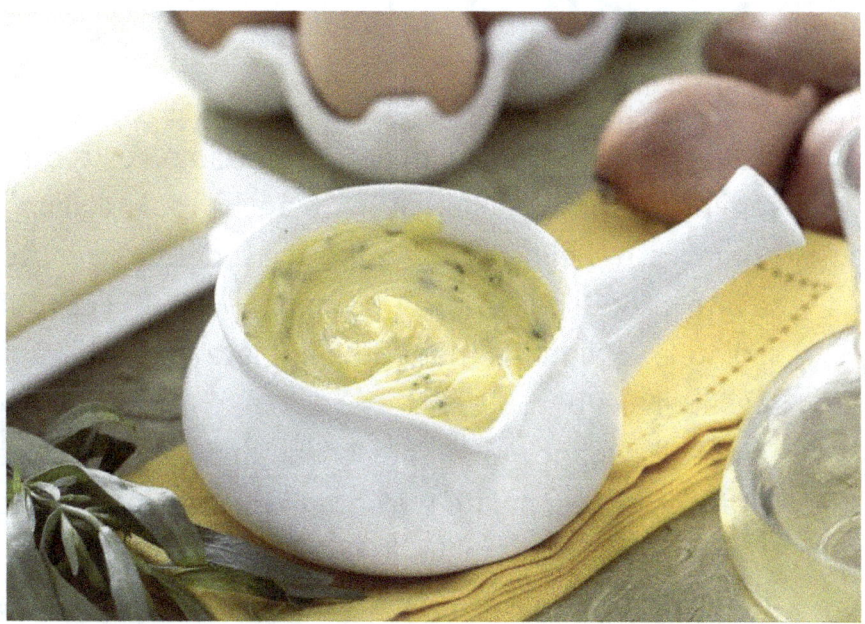

SALSA ROSSA O RUBRA (Italia)

Ingredienti per 4 persone:

- 8 pomodori ramati maturi
- 2 spicchi di aglio
- 1 cipolla, 1 carota, 1 costa di sedano
- Qualche foglia di basilico
- ½ peperone rosso
- Peperoncino in polvere q.b.
- Aceto di vino rosso q.b.
- 1 cucchiaino di zucchero
- 6 cucchiai di olio d'oliva
- Sale fino q.b.

Preparazione:

- Lavate il peperone, eliminate il picciolo, estraete i semini interni e le nervature bianche poi tagliatelo prima a striscioline e poi a cubetti e tenetelo da parte. Lavate e poi sbollentare i pomodori per 30 secondi, scolateli, tagliateli a metà ed eliminate i semi interni: tagliateli a cubetti
- Lavate il sedano, eliminate i filamenti più esterni e tritatelo, lavate, pelate e tritate la carota e per ultimo sbucciate e tritate anche la cipolla. Versate il trito in una padella ampia aromatizzate con il peperoncino e

fate soffriggere con 4 cucchiai di olio a fuoco dolce per circa 10 minuti, finché si imbiondiranno, dopodiché unite i peperoni avendo cura di tenerne da parte una manciata per guarnire la salsa, i pomodori, le foglie di basilico, l'aceto, lo zucchero e il sale. Fate cuocere a fuoco basso con il coperchio fino a quando la consistenza della salsa sarà ben densa

- Frullate con un mixer ad immersione o passate il tutto al passaverdura. Amalgamate bene la salsa aggiungendo due cucchiai di olio, regolate di sale e servite la salsa rubra guarnendola con i cubetti di peperone che avete tenuto da parte
- Questa salsa è ottima per accompagnare il classico bollito misto alla piemontese, insieme ad altre salse

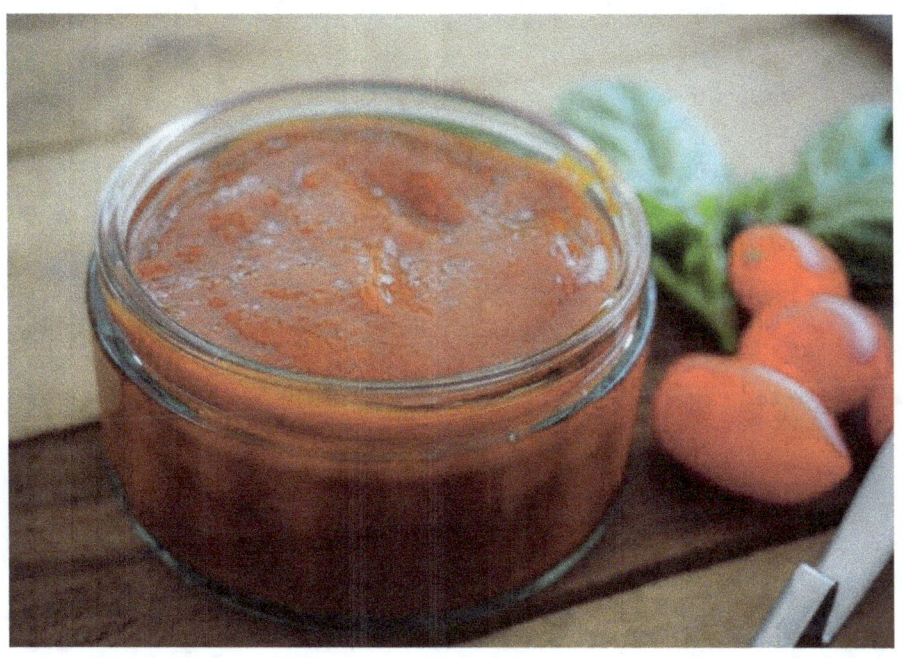

SALSA KETCHUP (Malesia/Stati Uniti)

Ingredienti per 4 persone:

- 350 gr di passata fine di pomodoro
- 120 gr di cipolle dorate
- 50 ml di olio d'oliva
- Un pizzico di paprica piccante
- 50 gr di zucchero semolato
- 50 ml di aceto di vino rosso
- Un pizzico di zenzero in polvere
- 2 chiodi di garofano
- 1 cucchiaio raso di farina "00"
- Un pizzico di noce moscata
- Sale q.b.

Preparazione:

- Mondate le cipolle e affettatele finemente. Versate l'olio in un tegame, unite le cipolle e lasciatele appassire per 4-5 minuti mescolando di tanto in tanto, aggiungete anche la passata di pomodoro, lo zenzero in polvere, i chiodi di garofano pestati e la paprica. Incorporate poi la farina, l'aceto, lo zucchero e il sale
- Aromatizzate con la noce moscata appena grattata e mescolate il tutto. Lasciate cuocere per 1 h e 15 minuti

a fuoco basso e mescolando di tanto in tanto, per evitare che il composto si attacchi al fondo
- Frullate il composto in modo da ottenere una consistenza liscia ed omogenea
- La vostra salsa ketchup è pronta da gustare come accompagnamento perfetto per patatine, hamburger e hot dog!
- Questa salsa, ormai attribuita agli Stati Uniti, vanta origini orientali e, precisamente Malesi, dove veniva originariamente preparata con una base di soia e acciughe. Sbarca in Europa intorno al 1600 per arrivare poi in America all'inizio del 1800, e da lì ebbe la diffusione enorme che tutti conosciamo

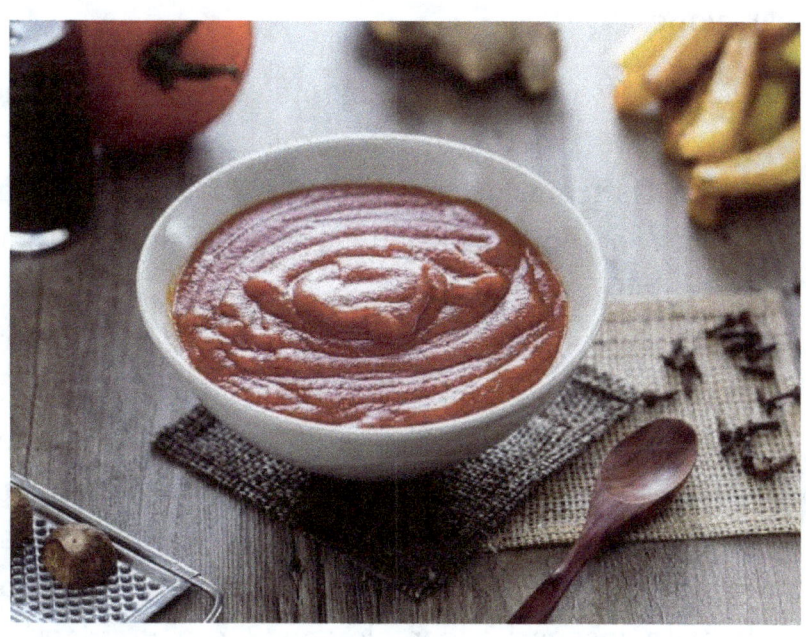

SALSA DI POMODORI (Messico)

Ingredienti per 4 persone:

- 4 pomodori ramati sodi ma maturi
- 4 peperoncini freschi piccanti
- 1 succo e la scorza di 1 lime
- 1 cipolla bianca media
- 15 gr di coriandolo
- La punta di 1 cucchiaino di zucchero
- Sale fino q.b.

Preparazione:

- Mondate e tritate finemente la cipolla bianca, dopodiché ponetela in una ciotola capiente assieme al succo e la scorza di lime grattugiata; lavate e tagliate a cubetti i pomodori e aggiungeteli nella ciotola insieme alla cipolla
- Lavate, asciugate e tritate il coriandolo, lavate i peperoncini, togliete loro i semi interni e tagliateli finemente, quindi aggiungete questi ingredienti nella ciotola assieme allo zucchero; mescolate dolcemente per far sciogliere lo zucchero, quindi aggiungete il sale, mescolate ancora e coprite con pellicola trasparente e lasciate insaporire per almeno 3 ore in frigorifero prima di servire

- Questa salsa di pomodori si conserva in frigorifero per 3 giorni, ottima per accompagnare piatti a base di carne, può essere resa ancora più piccante usando una qualità di peperoncino chiamato "serrano", che viene arrostito, pelato, tagliato fine e aggiunto alla salsa

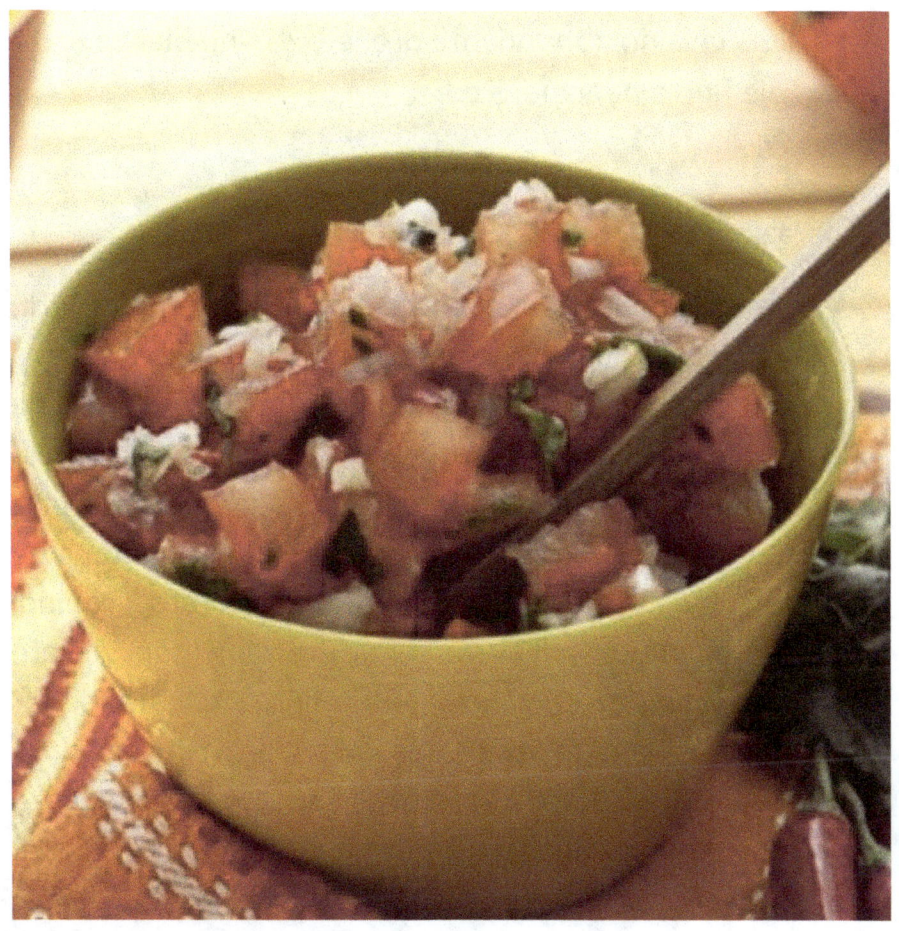

MAIONESE (Francia)

Ingredienti per 4/6 persone:

- 2 tuorli d'uovo a temperatura ambiente
- Il succo di 1 limone
- 250 ml di olio di semi
- 1 cucchiaino abbondante di aceto di vino bianco
- Sale fino e pepe nero q.b.

Preparazione:

- Prendete una ciotola dai bordi alti e metteteci i tuorli, aggiungete qualche goccia di succo di limone e iniziate a frustarli leggermente con uno sbattitore elettrico a velocità media per far prendere corpo ai tuorli
- Iniziate a versare l'olio a filo a più riprese e senza fretta per non rischiare di farla "impazzire" Aggiungetene un po' e aspettate che sia incorporato, quindi aggiungetene dell'altro, sempre a filo; (non versate l'olio in una volta sola, altrimenti rischiate di far impazzire la maionese). Una volta che avrete aggiunto circa il 40-50% della dose totale di olio, la consistenza del vostro composto risulterà piuttosto densa, quindi diluitela con il succo di limone restante aggiungendone sempre poco per volta

- Sempre a filo e a più riprese terminate di versare l'olio. Ora che la maionese è pronta e montata, regolate di sale e pepe, aggiungete l'aceto e mescolate nuovamente con lo sbattitore per pochi secondi sempre ad una velocità media
- La vostra maionese è pronta per essere trasferita in una salsiera da portare in tavola per accompagnare i vostri piatti di carni fredde, pesci al vapore o, semplicemente, delle uova sode. Perfetta anche da spalmare su fette di pane per ottenere degli squisiti tramezzini

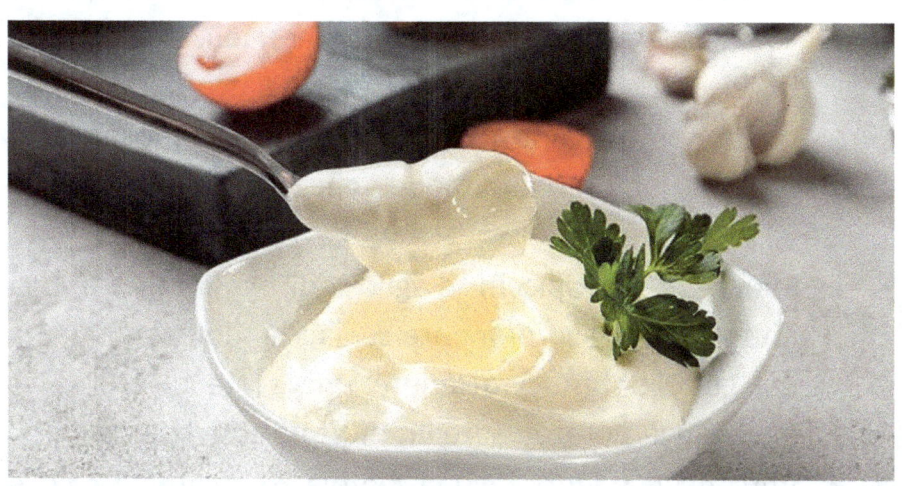

SALSA TZATZIKI (Grecia)

Ingredienti per 4 persone:

- 400 gr di yogurt greco
- 1 cetriolo medio
- 2 spicchi di aglio
- 2 cucchiai di olio evo
- 1 cucchiaio di aceto di vino bianco
- Sale fino q.b.

Preparazione:

- Lavate ed eliminate i semi dal cetriolo, grattugiatelo con una grattugia a maglie larghe, senza togliere la buccia Trasferite il cetriolo grattugiato in un colino posto sopra a una ciotola e lasciatelo riposare per almeno un'ora, in modo che perda l'acqua di vegetazione
- Sbucciate gli spicchi d'aglio ed eliminate l'anima interna, tritateli finemente schiacciandoli con la lama del coltello fino a ottenere una sorta di crema In alternativa potete usare un mortaio con il pestello
- Versate lo yogurt in una ciotola, regolate di sale e aggiungete l'olio e l'aceto, alternandoli fra di loro, poi mescolate bene

- Strizzate il cetriolo premendo con il dorso di un cucchiaio per eliminare tutta l'acqua di vegetazione e incorporatelo allo yogurt; aggiungete la crema di aglio e mescolate ancora
- Lasciate riposare la vostra salsa Tzatziki in frigorifero per 2-3 ore per permettere ai sapori di amalgamarsi al meglio!
- Questa salsa è ottima per accompagnare un pinzimonio di verdure in un aperitivo, oppure semplici piatti di carne o pesce

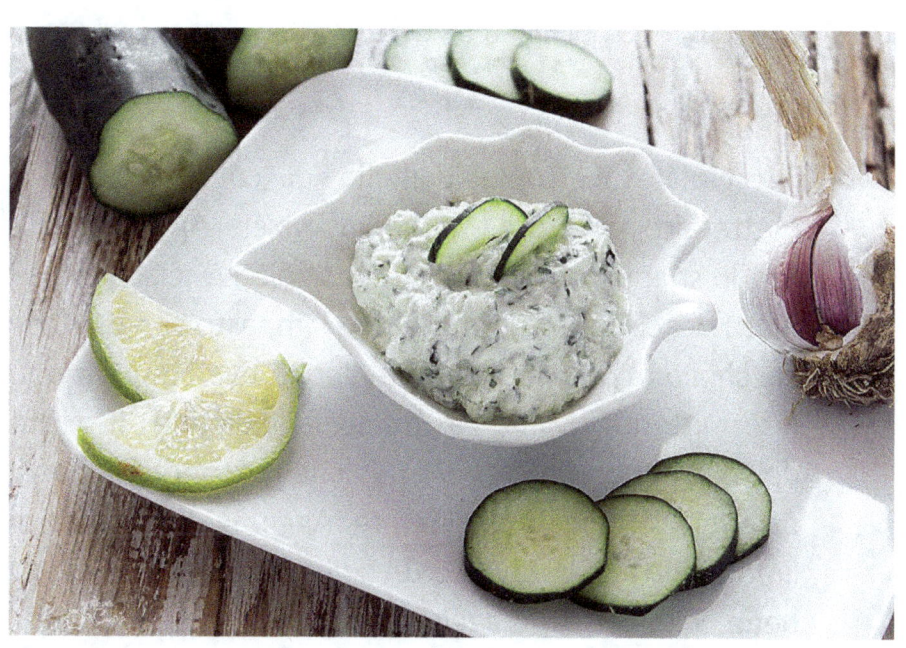

SALSA TONNATA (Italia)

Ingredienti per 4 persone:

- 100 gr di tonno sott'olio
- 50 gr di capperi sott'aceto
- 2 filetti di acciughe
- Il tuorlo di un uovo sodo
- Il succo di ½ limone
- 1 bicchiere di olio evo
- Sale e pepe q.b.

Preparazione:

- Sgocciolate il tonno dall'olio di conservazione e mettetelo nel bicchiere di un mixer. Aggiungete il tuorlo sminuzzato, i capperi sgocciolati e sciacquati e i filetti di acciughe. Ammorbidite l'impasto con qualche cucchiaio d'olio e azionate l'apparecchio in modo intermittente Mano a mano aggiungete il resto dell'olio e frullate per qualche secondo, fino a ottenere la densità desiderata. Aggiungete il succo di limone filtrato attraverso un colino e mescolate molto bene. Se necessario aggiustate di sale e pepe
- Lasciate riposare per 10 minuti. Se la salsa risultasse troppo densa diluitela con poco olio

- Versate quindi la salsa tonnata in una salsiera o in una ciotola da portata e servite
- Perfetta da spalmare su semplici crostini per l'aperitivo, oppure ottima per farcire bignè salati o tartellette, oltre che per accompagnare piatti di carni e uova

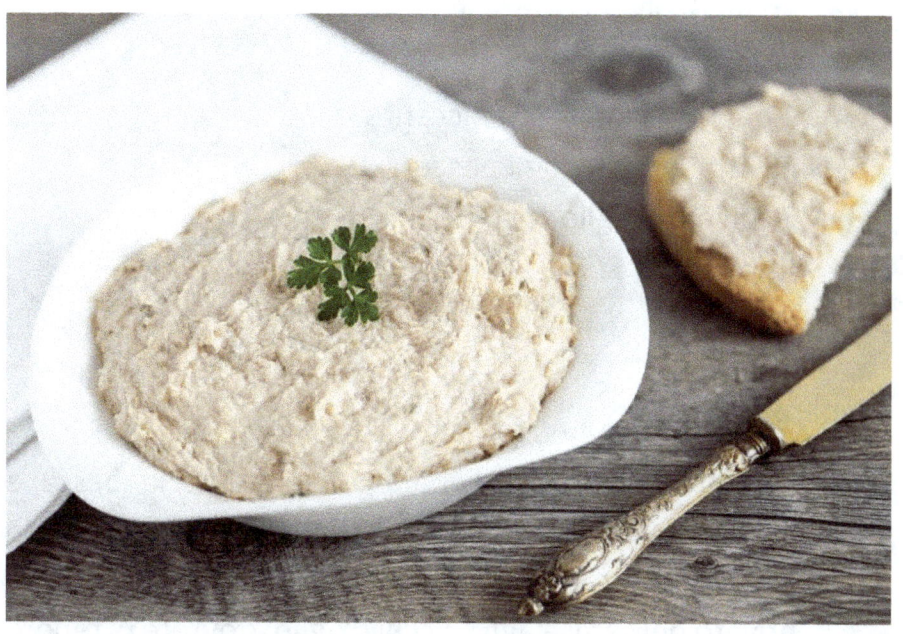

SALSA ROUILLE (Francia)

Ingredienti per 4 persone:

- 1 tuorlo d'uovo
- 40 gr di mollica di pane
- 50 ml di olio di semi
- 50 ml di olio evo
- 1 peperoncino rosso piccante
- 100 m di fumetto di pesce
- 2 spicchi di aglio
- Sale q.b.

Preparazione:

- Mettete la mollica di pane in una ciotola bassa e bagnatela con il fumetto di pesce. Strizzatela poi molto bene e pestatela in un mortaio insieme al peperoncino privato dei semi e agli spicchi d'aglio; dovrete ottenere una crema
- Aggiungete il tuorlo insieme ad un pizzico di sale e sbattete con una frusta. Incorporate i due tipi di olio a filo, un po' per volta, montando come si fa per preparare la maionese
- La vostra salsa rouille è pronta per essere trasferita in una salsiera e per poter essere spalmata su dei crostini

di pane che accompagneranno delle zuppe di pesce, come la bouillabaisse
- In questa ricetta vi mostriamo come farla a mano, ma, se preferite, potete anche usare un frullatore a immersione

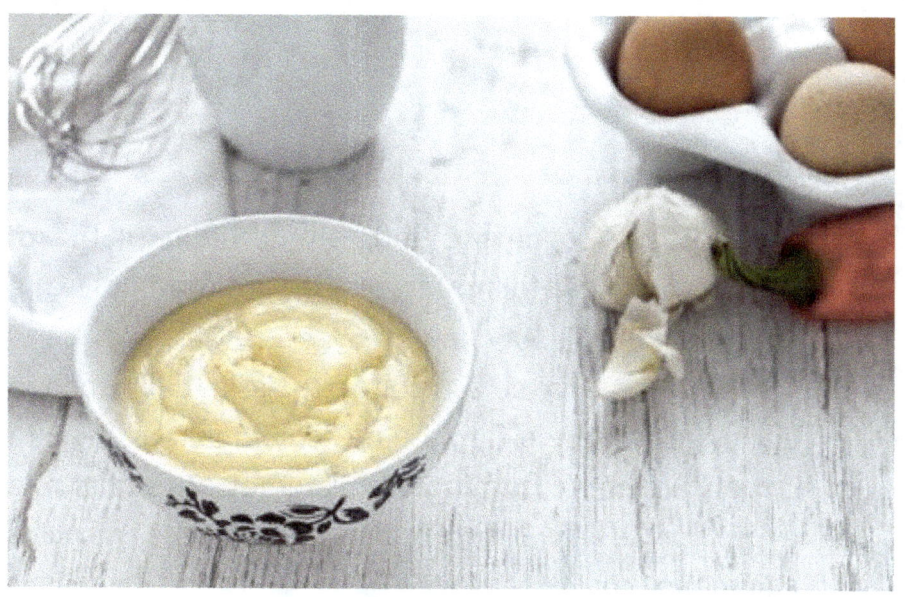

SALSA BESCIAMELLA (Francia)

Ingredienti per 4 persone:

- 100 gr di burro
- 80 gr di farina "00"
- 1 lt di latte fresco intero
- Noce moscata q.b.
- Sale q.b.

Preparazione:

- Prendete un tegame e fate ammorbidire il burro, mentre in un pentolino farete scaldare (non bollire) il latte
- Quando il burro si è sciolto, togliete dal fuoco e aggiungete tutta la farina e mescolate con una frusta per evitare che si formino grumi. Rimettete su fiamma e fate dorare la farina con il burro (quello che i francesi chiamano "roux")
- Aromatizzate il latte con la noce moscata e un pizzico di sale (potete fare queste operazioni anche come ultimo passaggio, quando la besciamella sarà pronta); versate poco latte caldo sul roux per stemperare il fondo, poi unite anche il resto, mescolando energicamente il tutto con la frusta

- Cuocete 5-6 minuti a fuoco dolce finché la salsa si sarà addensata e inizierà un leggero bollore
- Con questa ricetta otterrete una densità media; se invece volete una besciamella più liquida dovrete diminuire la dose di burro e farina. Per una besciamella più densa aumenterete la dose di burro e farina
- La vostra besciamella è pronta: potete usarla per piatti complessi come lasagne, cannelloni e molti altri primi piatti. E' ottima anche per ottenere squisite verdure gratinate

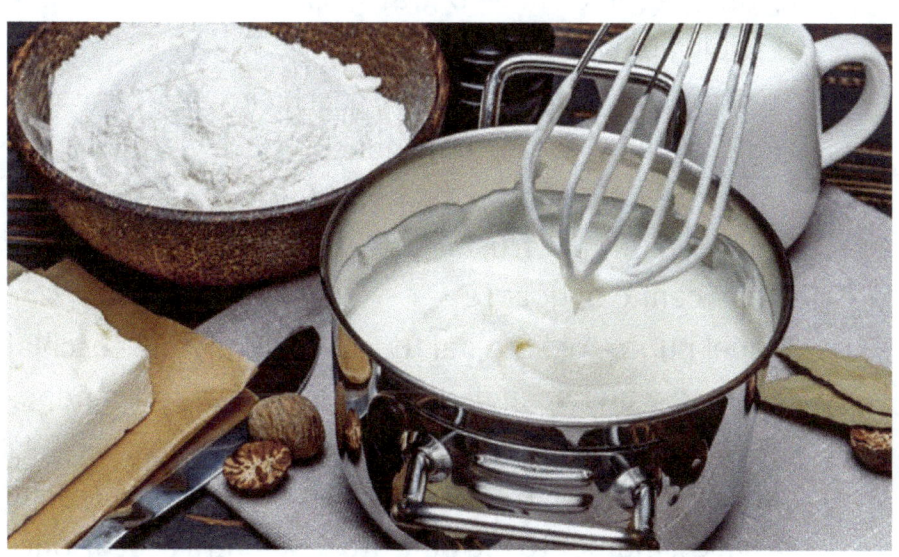

SALSA MORNAY (Francia)

Ingredienti per 4 persone:

- ½ lt di besciamella
- 2 tuorli d'uovo
- 50 gr di groviera o parmigiano grattugiato
- 3 cucchiai di panna liquida
- Sale e pepe bianco q.b.

Preparazione:

- Quando la besciamella è pronta e ancora sul fuoco, aggiungete il formaggio grattugiato fine, in modo che si sciolga più facilmente
- Sbattete i tuorli con 1 cucchiaio di panna e aggiungeteli, fuori dal fuoco, alla besciamella; rimettete sul fuoco a fiamma dolce e continuate a lavorare con una frusta fino a quando comincerà un primo cenno di bollore
- A quel punto togliete dal fuoco, aggiungete 2 cucchiai di panna e una noce di burro. Regolare di sale e pepe
- In questa preparazione apparentemente semplice, la vera sfida è nel trovare la giusta consistenza della salsa: è il momento più delicato dell'intera esecuzione. La salsa deve restare morbida e cremosa ma insieme

corposa, tanto da ricoprire i piatti a cui si accompagna, come filetti di pesce o uova e verdure gratinate

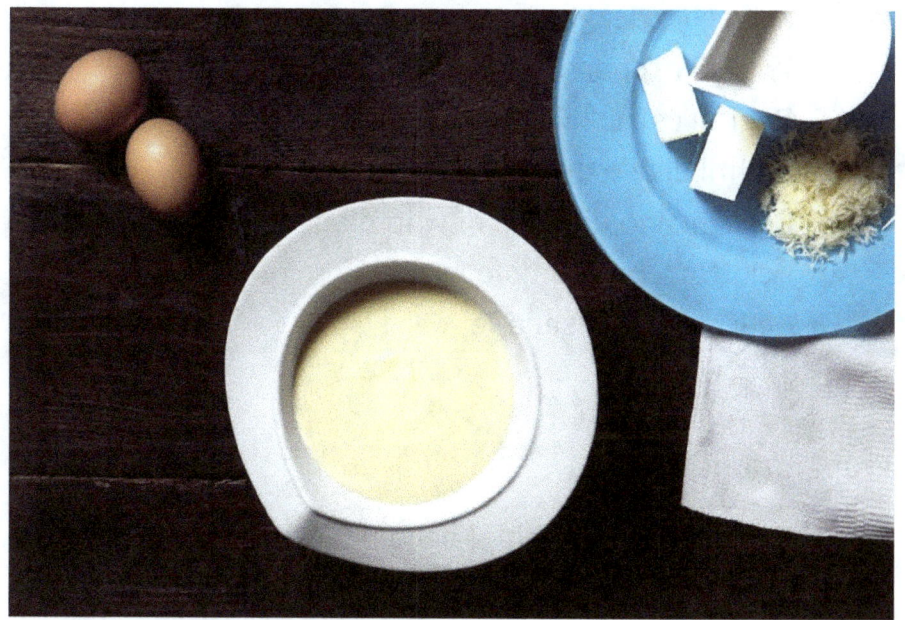

SALSA REMOULADE (Francia)

Ingredienti per 4 persone:

- 1 tuorlo d'uovo
- 1 spicchio di aglio
- 40 gr di capperi dissalati
- 40 gr di cetriolini sott'aceto
- 200 ml di olio di semi di girasole
- 1 cucchiaino di aceto di vino bianco
- 1 ciuffo di prezzemolo fresco
- 1 cucchiaino di senape

Preparazione:

- Sbucciate lo spicchio d'aglio e strofinatelo sulle pareti della ciotola che userete per fare la salsa remoulade
- Aggiungete il tuorlo d'uovo, insaporitelo con un pizzico di sale e sempre mescolando, con una frusta a mano o con una frusta elettrica, cominciate a versare l'olio a filo, poco per volta. Per ultimo versate l'aceto. Quando la salsa è ben montata, completatela con i capperi dissalati, i cetriolini ben sgocciolati dall'aceto e il prezzemolo, il tutto tritato molto finemente
- Unite infine anche la senape e mescolate bene per amalgamare tutti gli ingredienti

- Trasferite la salsa in una ciotola da portare in tavola per accompagnare i vostri piatti di carne o pesci cotti al sale o al vapore. Ottima anche per accompagnare verdure bollite o da spalmare su deliziosi panini

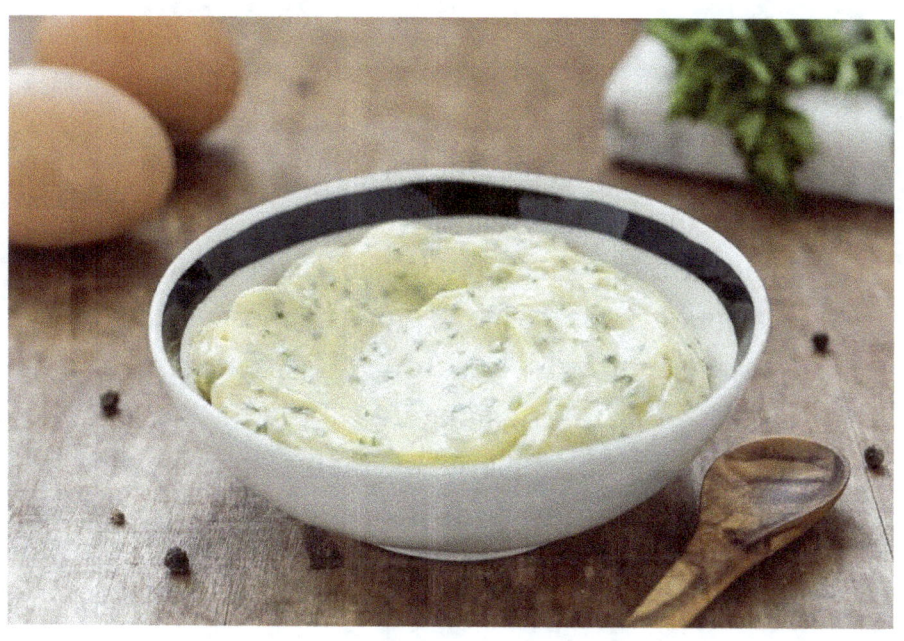

CREMA AL PARMIGIANO (Italia)

Ingredienti per 4 persone:

- 500 ml di latte fresco intero
- 200 gr di parmigiano grattugiato
- 50 gr di farina "00"
- 50 gr di burro

Preparazione:

- Prendete un tegame dai bordi alti in cui fate scaldare il latte (non dovrà bollire)
- In un altro tegame fate sciogliere a fuoco dolce il burro e aggiungete la farina a pioggia; mescolate con una frusta per ottenere un "roux" ben amalgamato e dal colore dorato Aggiungete il latte scaldato in precedenza poco alla volta, mescolando bene con la frusta per evitare la formazione di grumi. Continuate a mescolare e fate cuocere il composto a fuoco basso
- Quando il composto si sarà addensato, togliete il pentolino dal fuoco e unite il Parmigiano grattugiato poco alla volta amalgamandolo al composto sempre con le fruste a mano
- Mescolate bene alla besciamella il Parmigiano in modo tale da amalgamarlo completamente fino a ottenere una consistenza piuttosto densa ma cremosa

- La crema al Parmigiano può ora essere utilizzata per le vostre preparazioni: ottima per condire primi piatti e preparare squisiti risotti, ma anche per farcire deliziose tartellette salate per il vostro aperitivo

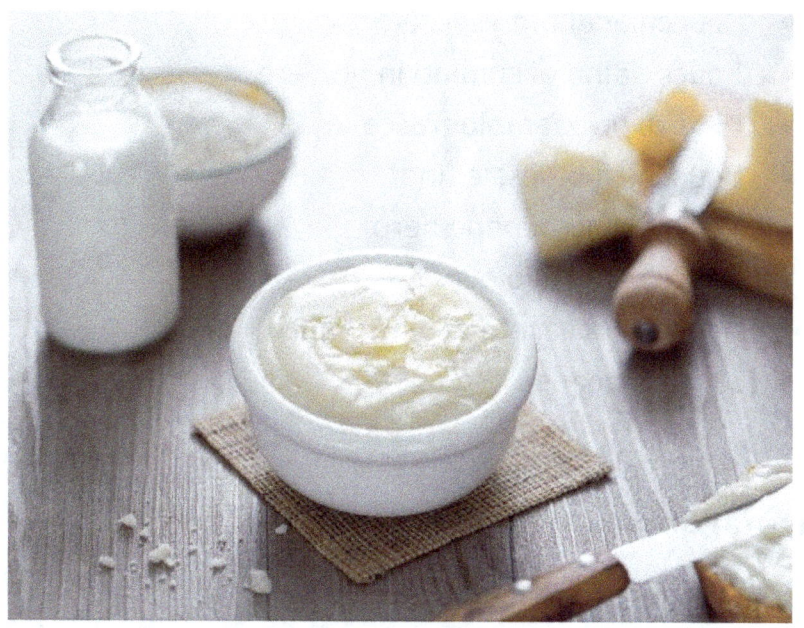

SALSA CHIMICHURRI (Argentina)

Ingredienti per 4 persone:

- 3 spicchi di aglio
- 2 piccoli peperoncini secchi
- 2 cucchiai di origano secco
- 2 cucchiai di timo secco
- 1 cucchiaino di cumino in polvere
- 15 gr di prezzemolo fresco
- 1 cucchiaino di sale fino
- 1 cucchiaino di pepe nero
- 4 cucchiai di olio evo
- 2 cucchiai di aceto di vino bianco
- 60 ml di acqua

Preparazione:

- Prendete una ciotola e versate all'interno il timo secco, l'origano e il peperoncino sbriciolato; unite anche il cumino in polvere, il pepe nero e gli spicchi di aglio schiacciati
- Aggiungete anche le foglie di prezzemolo che avrete precedentemente lavato, asciugato e tritato grossolanamente, il sale, l'aceto e l'acqua
- Infine versate l'olio extravergine di oliva e mescolate bene

- Lasciate riposare a temperatura ambiente per almeno un'ora prima di servire il vostro chimichurri
- Questa salsa sarà certamente all'altezza di dare una sferzata di gusto alle vostre carni grigliate

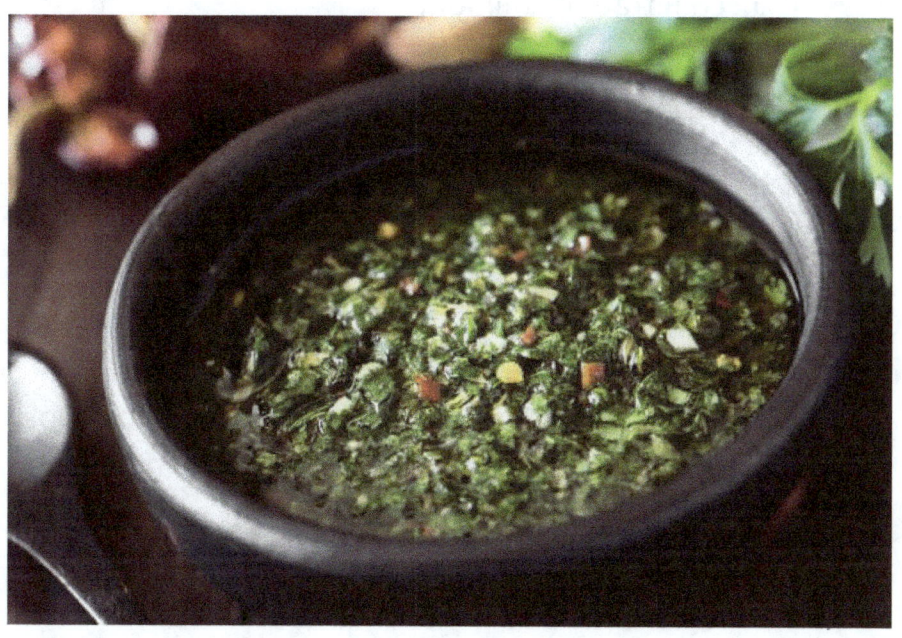

SALSA AIOLI (Francia)

Ingredienti per 4 persone:

- 4 grossi spicchi di aglio
- 1 tuorlo d'uovo sodo
- 2 tuorli d'uovo
- 300 ml di olio di semi di arachide
- Il succo filtrato di 1 limone
- Sale fino e pepe bianco q.b.

Preparazione:

- Mettete in un mortaio gli spicchi d'aglio tritati grossolanamente e privati dell'anima interna e pestateli insieme al sale
- Mettete il tutto in un frullatore, aggiungendo i tuorli d'uovo freschi: frullate e aggiungete l'olio a filo fino a quando si formerà una crema densa. Fermate il frullatore e aggiungete 1 cucchiaio di succo di limone e il tuorlo sodo sbriciolato; riprendete a frullare per qualche secondo, poi regolate di sale e pepe (o aggiungete se vi piace, altro succo di limone)
- La vostra salsa aioli è pronta: mettetela in una ciotola coperta con pellicola alimentare o in un barattolo di vetro con chiusura ermetica in frigorifero fino al

momento di assaporarla, o, comunque conservatela per un massimo di sette giorni
- Perfetta per accompagnare carni alla griglia, pesce al vapore, verdure bollite o semplici uova sode

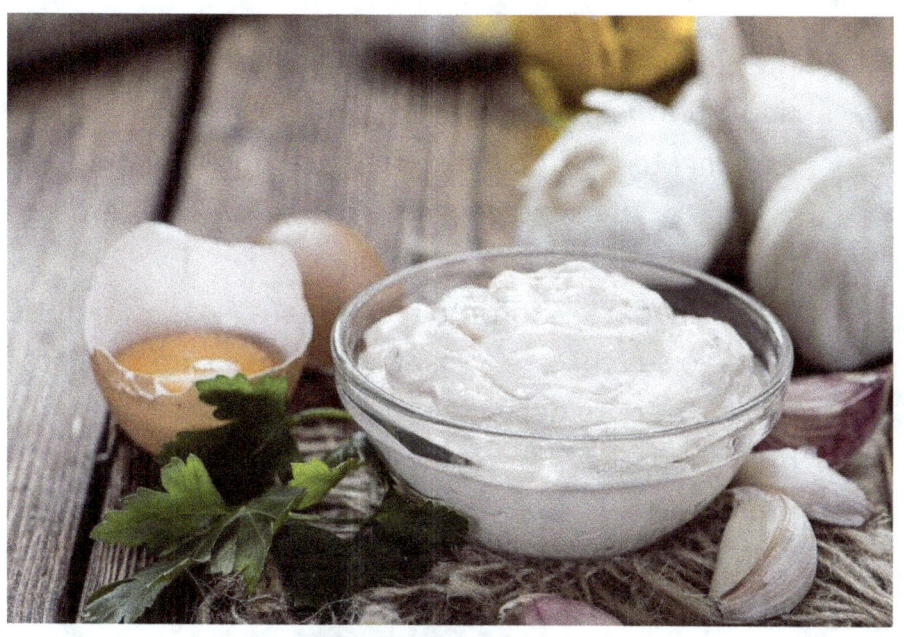

PATÈ DI OLIVE NERE (Italia)

Ingredienti per 4 persone:

- 200 gr di olive nere denocciolate
- 50 ml di olio evo

Preparazione:

- Mettete le olive nel bicchiere di un frullatore e frullate fino a ridurle in poltiglia
- Aggiungete a filo l'olio extravergine fino a quando non otterrete una crema morbida e sufficientemente compatta
- Il vostro paté è pronto per essere servito. Potete gustarlo su croccanti crostini di pane: spalmate il paté di olive nere su del pane scaldato nel forno con un filo d'olio, oppure potete usarlo per insaporire i vostri primi piatti

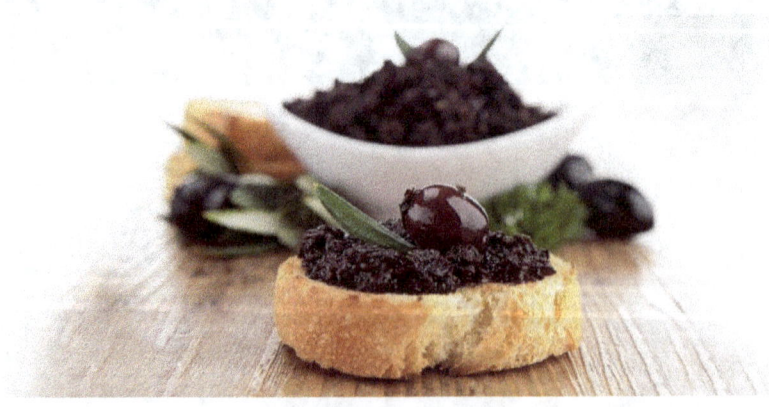

CHUTNEY DI POMODORINI (India)

Ingredienti per 4 persone:

- 1 kg di pomodorini ciliegino
- 100 gr di zucchero di canna
- 1 cipolla bianca
- 2 chiodi di garofano
- 200 ml di aceto di mele
- 1 cucchiaio raso di sale fino

Preparazione:

- Lavate e asciugate bene i pomodorini, divideteli a metà, metteteli in uno scolapasta con del sale fino e fategli perdere il loro liquido di vegetazione
- Sbucciate la cipolla bianca e tagliatela a fette sottili Ora prendete una pentola capiente e versateci i pomodorini tagliati a metà e la cipolla affettata, versate l'aceto di mele nel composto che state realizzando, aggiungete anche lo zucchero di canna e il sale. Unite anche i chiodi di garofano e fate cuocere il tutto a fuoco basso per 1 ora dal momento del bollore, fino a che non otterrete un composto denso. Fate conto che i pomodori non devono sfaldarsi completamente. Una volta cotto, eliminate i chiodi di garofano dal composto

- Potete distribuire il vostro chutney in vasetti ermetici che potrete o congelare, o sterilizzare seguendo i dettami per la sterilizzazione e conservazione in vasetto
- Il chutney di pomodorini è una variante della classica ricetta indiana, ideale per ravvivare pietanze con un gusto neutro

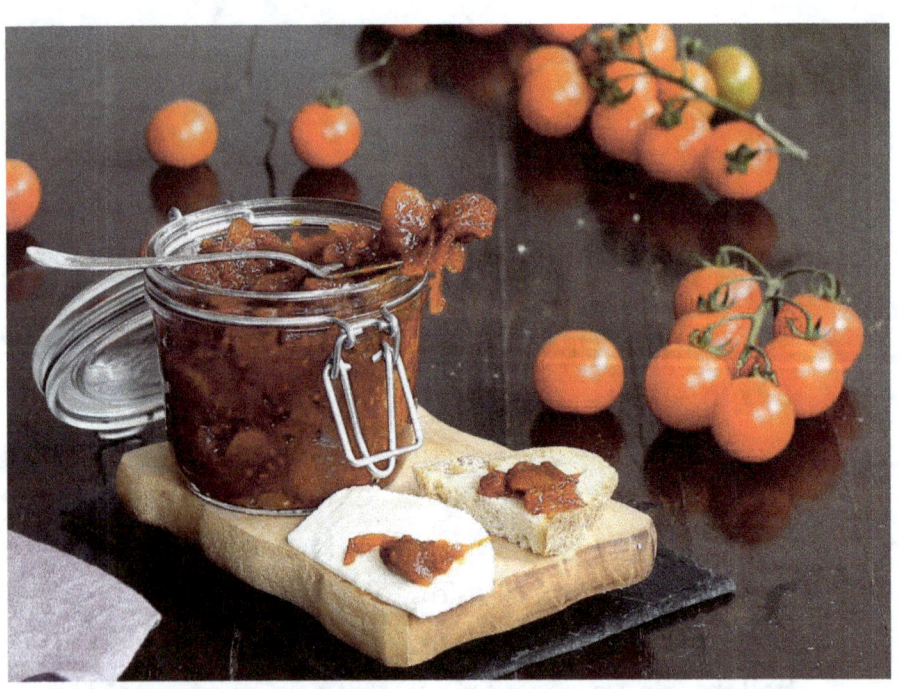

SALSA AL CREN (Italia)

Ingredienti per 4 persone:

- 250 gr di radice di rafano
- 100 gr di mollica di pane
- 70 ml di aceto di vino bianco
- 3 cucchiai di olio d'oliva
- 1 cucchiaio colmo di zucchero
- 1 pizzico di sale

Preparazione:

- Lavate una radice molto fresca e tenera di cren rafano sotto l'acqua corrente, asciugatela bene e raschiatela con il coltello, grattugiatela finemente e mettetela in una ciotola
- Riducete la mollica in pezzetti poi unitela in una ciotola con il rafano grattugiato. Versate l'aceto bianco, unite anche l'olio d'oliva, lo zucchero e un pizzico di sale
- Impastate con le mani accuratamente per amalgamare gli ingredienti ed ecco pronta la vostra salsa al cren
- Potete servirla in coppette per accompagnarla ad esempio al bollito piemontese, magari decorata con alcune scaglie di rafano

- Perfetta anche per accompagnare un tagliere di speck affettato con cetriolini e formaggio
- Se volete conservare per più tempo questa salsa, riponetela in un vasetto a chiusura ermetica, ricoprite la superficie di olio e conservate in frigorifero

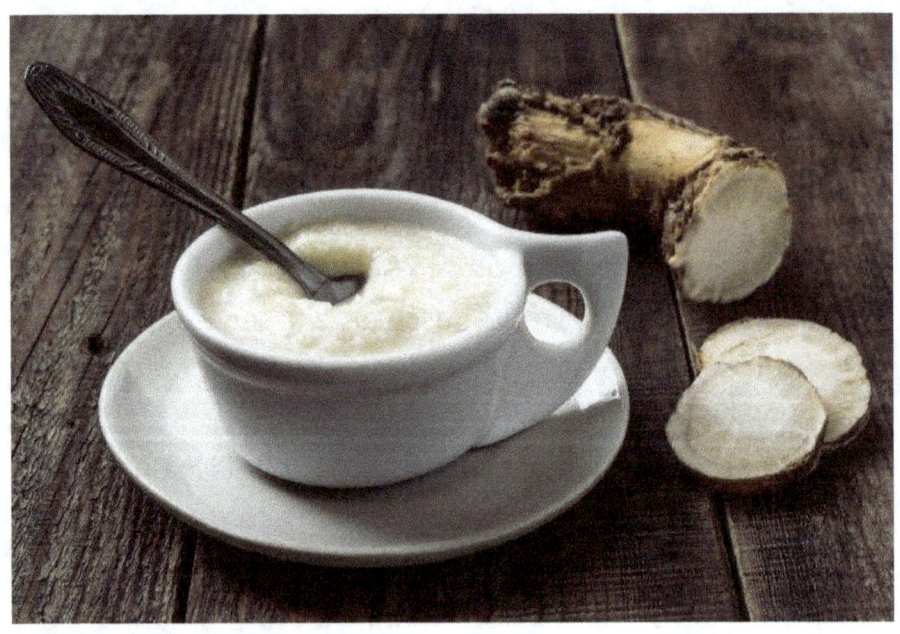

SALSA D'AGLIO (Medio Oriente)

Ingredienti per 4 persone:

- 4 spicchi di aglio
- 50 gr di mandorle pelate
- 1 patata media lessata
- 250 ml di olio evo
- 2 cucchiai di prezzemolo tritato
- 2 cucchiai di aceto di vino bianco
- Sale e pepe nero q.b.

Preparazione:

- Pelate la patata e tagliatela a spicchi
- Mondate l'aglio e mettetelo in un mixer, aggiungete le mandorle pelate, il prezzemolo, l'aceto, gli spicchi di patata; regolate di sale e pepe e frullate il tutto incorporando l'olio poco alla volta. Una volta ottenuta una crema densa la salsa d'aglio sarà pronta per essere servita con le vostre pietanze
- Questa salsa è ottima per accompagnare svariati tipi di pietanze e, nonostante la presenza dell'aglio, il suo sapore viene ammorbidito dalla presenza delle mandorle e della purea di patata

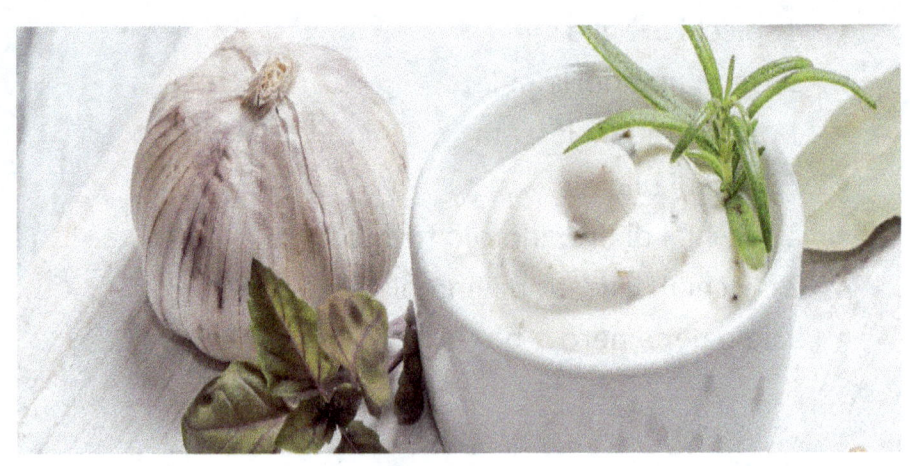

SALSA HARISSA (Tunisia)

Ingredienti per 6 persone:

- 200 gr di peperoncini rossi piccanti
- 2 spicchi di aglio
- 1 cucchiaio di coriandolo fresco
- 1 cucchiaio di coriandolo in polvere
- 1 cucchiaio di menta essiccata
- Olio evo q.b.
- Sale fino q.b.
- 1 cucchiaio di semi di carvi

Preparazione:

- Togliete i piccioli ai peperoncini, lavateli, incideteli per la lunghezza, togliete i semi interni, e lasciateli in ammollo in poca acqua per almeno 1 ora
- Scolateli e pestateli assieme agli altri ingredienti, oppure mettete tutto in un mixer, e aggiungete tanto olio quanto ne serva per realizzare una crema molto densa. Mettete il composto in una vasetto di vetro e coprite la superficie con dell'olio, che servirà a conservare l'Harissa
- Questa salsa piccantissima è tipica dei Paesi del Nord Africa, in particolare della Tunisia dove serve per accompagnare vari piatti tipici della zona

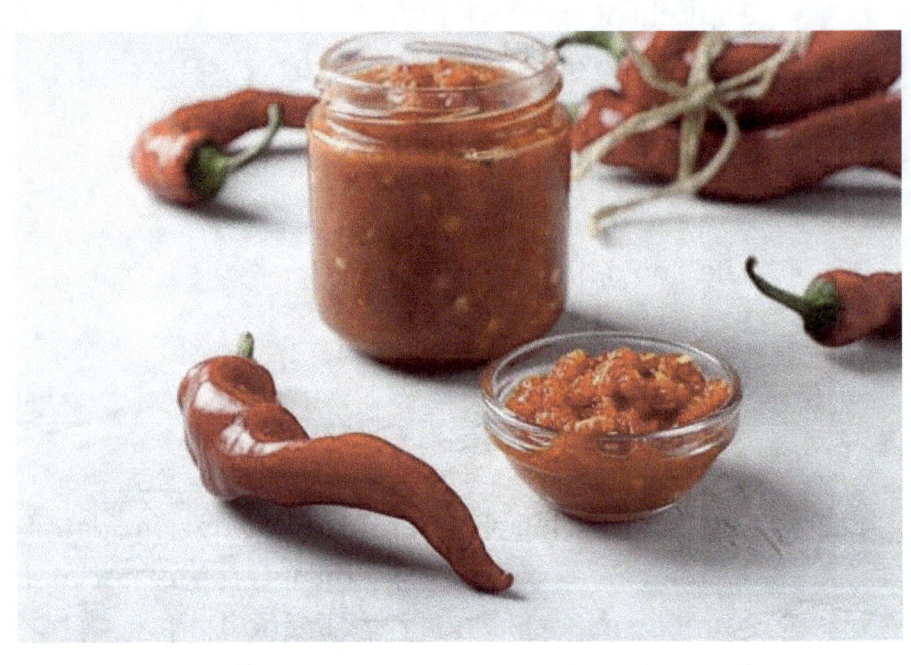

SALSA COUSBAREIA (Egitto)

Ingredienti per 4 persone:

- 100 gr di nocciole pelate
- 60 gr di pinoli
- 2 cucchiai di farina bianca
- 400 gr di cipolle bianche
- 60 ml di olio evo
- 4 cucchiai di prezzemolo tritato
- 300 ml di acqua calda
- Sale e pepe nero q.b.

Preparazione:

- Sbucciate le cipolle a affettatele sottilmente, tritate le nocciole senza buccia e i pinoli, quindi mettete a scaldare l'olio in una padella capiente, aggiungete la cipolla e lasciatela appassire a fuoco dolce e quando sarà appassita e trasparente, versate nella padella le nocciole tritate e poi i pinoli. Fate rosolare il tutto a fuoco vivace per qualche minuto
- Versate dell'acqua calda a filo degli ingredienti, aggiungete il prezzemolo tritato molto finemente, il sale e il pepe e lasciate cuocere per altri 5 minuti
- A questo punto, per legare ed addensare la salsa, aggiungete un po' di farina setacciata (1 cucchiaio o

due), mescolate bene e servitela per accompagnare il pesce fritto
- Questa salsa è molto usata nel Nord Africa, dove viene abitualmente preparate in tutte le case

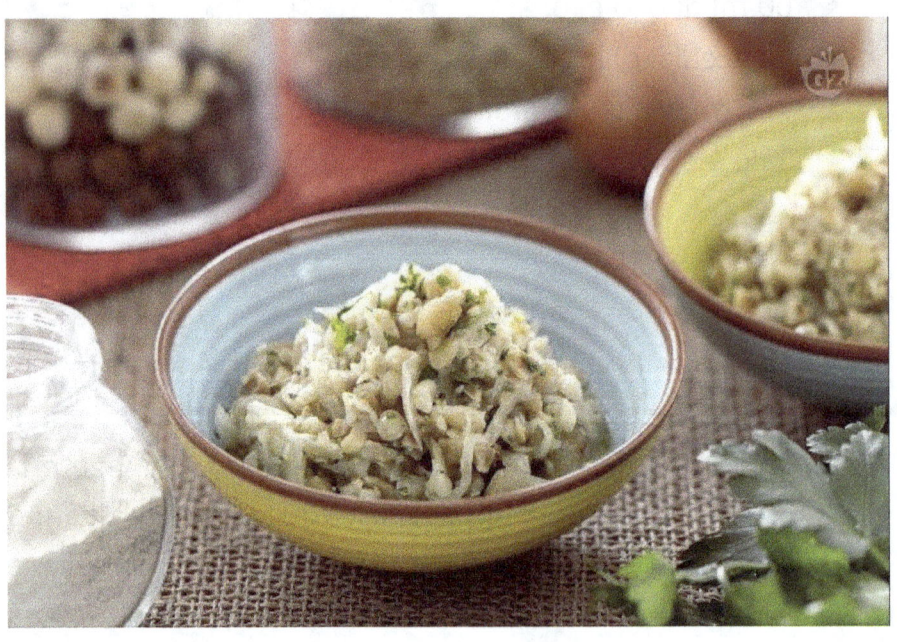

SALSA BABAGANOUSH (Medio Oriente)

Ingredienti per 8 persone:

- 600 gr di melanzane
- 50 gr di Tahina
- Il succo filtrato di 1 limone
- 1 spicchio di aglio
- Olio evo q.b.
- Menta q.b.
- Sale e pepe nero q.b.

Preparazione:

- Lavate e asciugate accuratamente le melanzane
- Ponetele su una leccarda ricoperta di carta forno e cuocetele in forno statico preriscaldato a 180°C per 1 ora e mezza (se usate il forno ventilato, cuocete a 160°C per 1 ora e 20), rigirandole un paio di volte per far sì che cuociano bene su tutti i lati. Quando la buccia sarà raggrinzita e avranno raggiunto una consistenza molle, sfornatele e quando si saranno intiepidite, eliminate il peduncolo
- Incidetene la buccia con la punta di un coltello, aprite le melanzane e scavate la polpa con un cucchiaio Trasferite la polpa in una ciotola capiente e

schiacciatela con i rebbi di una forchetta, quindi regolate di sale e pepe a piacere
- Versate l'olio extravergine di oliva e schiacciate uno spicchio d'aglio con l'apposito attrezzo all'interno del composto, oppure tritatelo con un coltello; versate quindi il succo di limone filtrato nel composto e aggiungete la tahina. Mescolate bene il tutto
- Tritate finemente qualche fogliolina di menta e unitela al composto: amalgamate bene il tutto
- Ideale per accompagnare le falafel (polpette di ceci), oppure il pane pita. Con questa salsa porterete in tavola tutti i sapori del Mediterraneo!

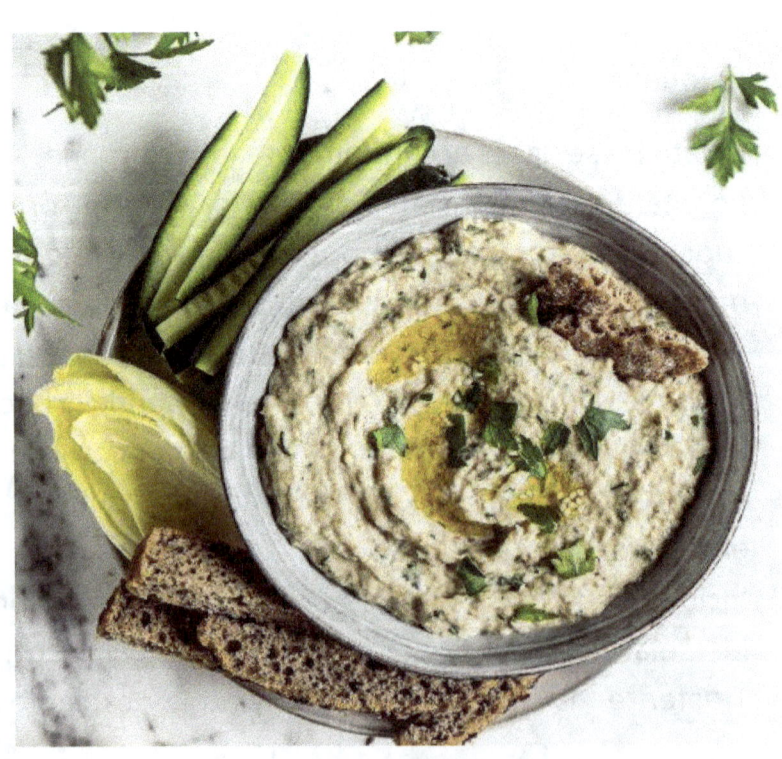

HUMMUS DI CECI (Medio Oriente)

Ingredienti per 6 persone:

- 600 gr di ceci precotti
- 1 cucchiaino di paprica
- Salsa Tahina q.b.
- 1 spicchio di aglio
- 1 ciuffetto di prezzemolo
- Il succo di ½ limone
- Olio di semi di sesamo q.b.
- Sale e pepe nero q.b.

Preparazione:

- Sbucciate lo spicchio d'aglio, dividetelo a metà per togliere l'anima interna e procedete tritandolo molto finemente
- Prendete il ciuffo di prezzemolo, sciacquatelo, asciugatelo e tritate anch'esso finemente
- Mettete gli ingredienti in una ciotola, unite i ceci precotti, scolati dal liquido di conservazione, la salsa Tahina e continuate a mescolare e pestare. Unite il succo di limone e unite l'aglio, e il prezzemolo tritato, regolate di sale e pepe: mescolate ancora
- Una volta pronto l'hummus, potete aromatizzare ancora con prezzemolo fresco, paprika affumicata e

ancora un filo d'olio di semi, quindi il vostro hummus è pronto
- Servitelo come antipasto insieme a fragranti bruschette di pane o per una cena a tema mediorientale con pane azimo o arabo leggermente tostato in forno!

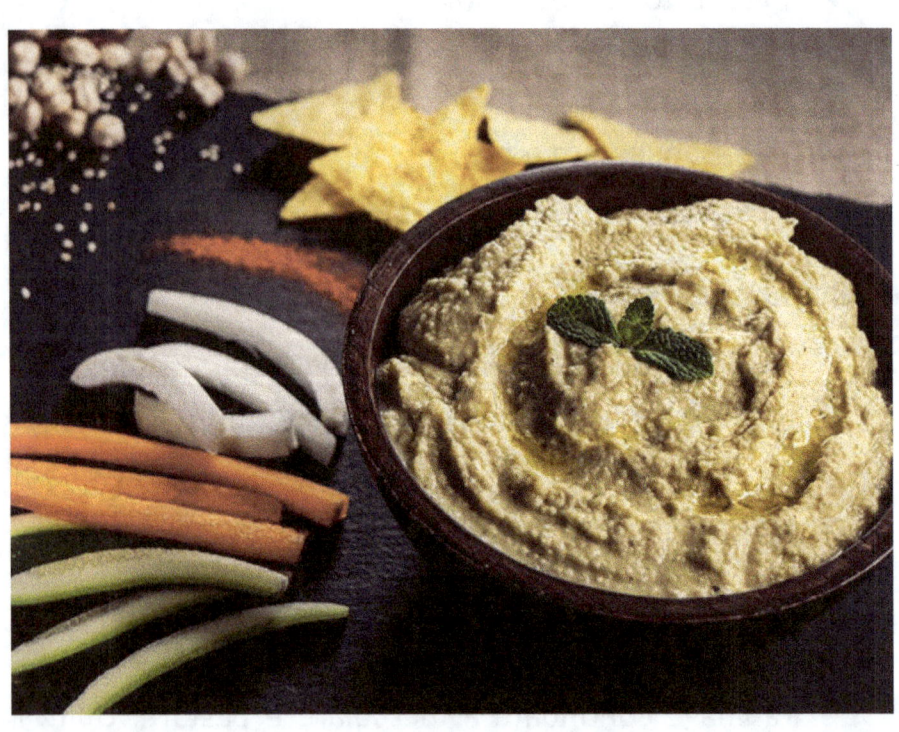

SALSA ENCHILADA (Messico)

Ingredienti per 4 persone:

- 400 gr di pomodoro pelati
- 200 ml di acqua
- 50 gr di farina tipo "00"
- 1 cipolla bianca media
- 1 cucchiaio di olio di semi
- 1 cucchiaino di peperoncino in polvere
- 1 cucchiaino di cumino in polvere
- 1 spicchio di aglio
- 1 cucchiaio di zucchero di canna
- 1 cucchiaino di origano secco
- Sale e pepe nero q.b.

Preparazione:

- Sbucciate la cipolla bianca e affettatela; in un tegame riscaldate l'olio di semi e poi aggiungete le fette di cipolla bianca, versate anche la farina setacciata, il cumino e il peperoncino in polvere: fate soffriggere per 3- 4 minuti poi versate i pelati, stemperate con l'acqua. Aromatizzate con l'aglio schiacciato, aiutandovi con uno spremi aglio e poi aggiungete anche lo zucchero di canna

- Profumate la salsa con l'origano secco, salate e pepate; quindi proseguite la cottura per altri 10 minuti e poi rendetela cremosa frullandola con un mixer ad immersione: dovete ottenere una salsa omogenea, senza grumi. Addensate la salsa sul fuoco per altri 5 minuti. Una volta pronta, lasciate raffreddare la salsa enchilada prima di servirla
- Questa salsa è gustosa e versatile, ottima per farcire le tortillas o come salsa di accompagnamento per i nachos

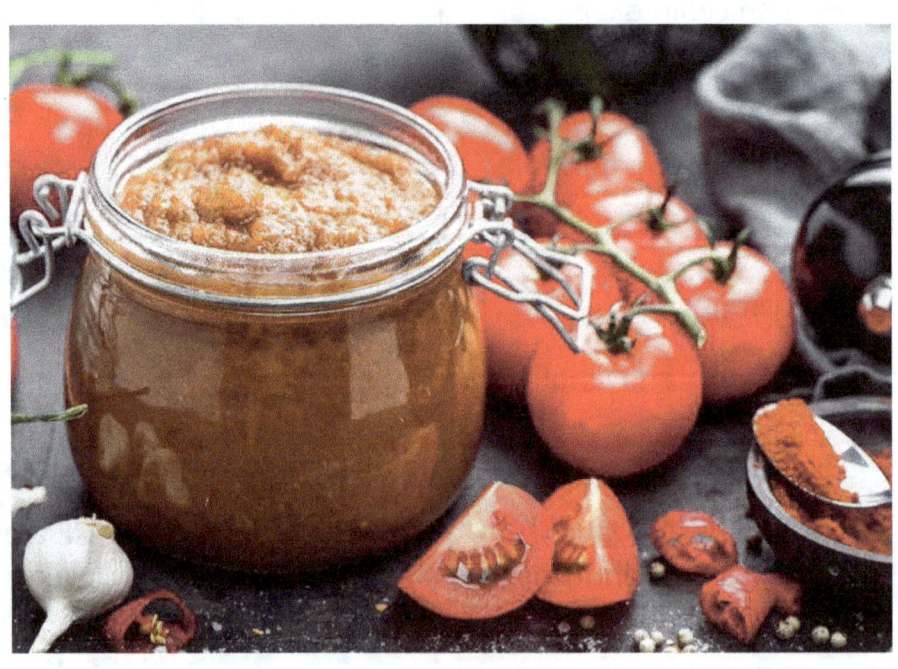

SALSA BOLZANINA (Italia)

Ingredienti per 4 persone:

- 4 uova medie sode
- 20 gr di senape
- 100 ml di olio di semi di girasole
- 1 cucchiaino di aceto di vino bianco
- Erba cipollina q.b.
- Sale e pepe nero q.b.

Preparazione:

- Tagliate le uova a metà, estraete i tuorli sodi e passateli al setaccio per ottenere una purea fine
- Con gli albumi potrete ottenere un trito finissimo semplicemente utilizzando una lama affilata e poi unite ai tuorli; aggiungete anche senape e aceto, aggiustate di sale e pepe e con una frusta cominciate ad amalgamare accuratamente gli ingredienti. Mentre continuate a mescolare incorporate anche l'olio, versandolo a filo
- Sminuzzate finemente al coltello l'erba cipollina e unitela alla salsa. Mescolate ancora e a questo punto la vostra salsa bolzanina è pronta per insaporire i vostri piatti

- Conosciuta perché accompagna egregiamente gli asparagi bianchi di Terlano
- Si può conservare in frigorifero, coperta con olio, per un massimo di 2 giorni

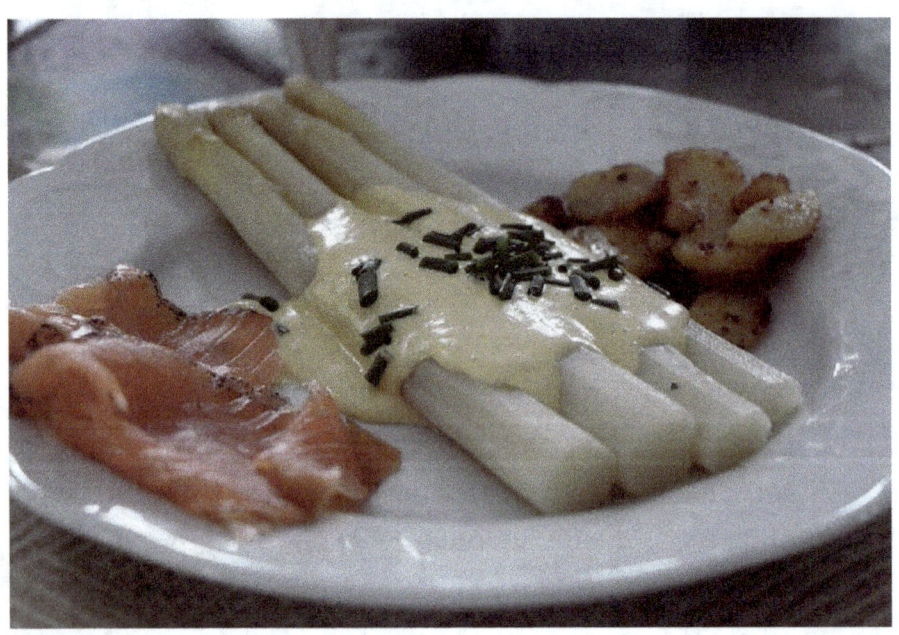

SALSA AL MANGO (Brasile)

Ingredienti per 4 persone:

- 1 mango maturo e ben sodo
- Il succo di ½ lime
- 30 gr di miele
- 50 gr di senape di Digione
- 1 cucchiaio di olio d'oliva
- Sale q.b.

Preparazione:

- Sbucciate il mango e tagliate a dadini la polpa: ponete i cubetti in un contenitore alto. Aggiungete la senape e il miele. Incorporate ora il succo di lime e l'olio extravergine di oliva. Aggiungete un pizzico di sale e lavorate il composto frullando il tutto con un frullatore a immersione. Quando tutti gli ingredienti risulteranno ben amalgamati la vostra salsa al mango sarà pronta
- Perfetta con secondi di carne e pesce, soprattutto con i gamberoni fritti

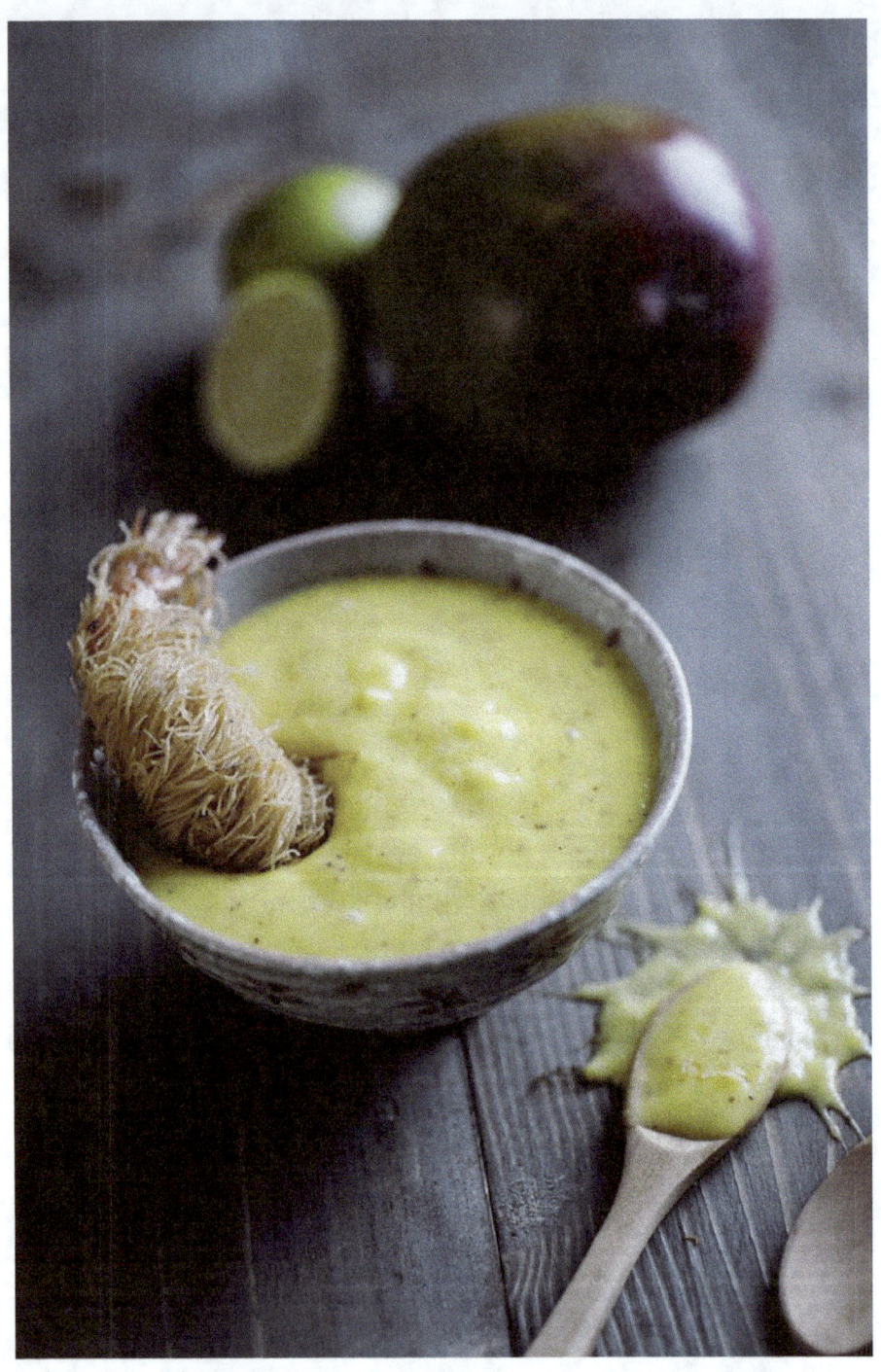

SALSA TENTSUYU (Giappone)

Ingredienti per 4 persone

- 200 ml di acqua o brodo vegetale leggero
- 50 ml di salsa di soia
- 15 ml di salsa di pesce
- 3 cucchiai di zucchero semolato
- 15 ml di vodka
- Zenzero fresco grattugiato q.b.
- Radice di daikon grattugiato q.b.

Preparazione:

- Riunite in un pentolino l'acqua (che volendo potete sostituire con un brodo vegetale leggero). Aggiungete la salsa di soia, il brodo di pesce, la vodka e lo zucchero
- Mescolate bene gli ingredienti e posizionate il pentolino sul fuoco, portate a bollore e fate sobbollire qualche minuto, in questo modo lo zucchero si scioglierà e la salsina diventa un pochino più densa
- Togliete dal fuoco e lasciate intiepidire, poi aggiungete a piacere radice di zenzero e/o daikon grattugiato
- Questa salsa rappresenta l'intingolo perfetto per assaporare al meglio verdure, pesci pastellati e fritti

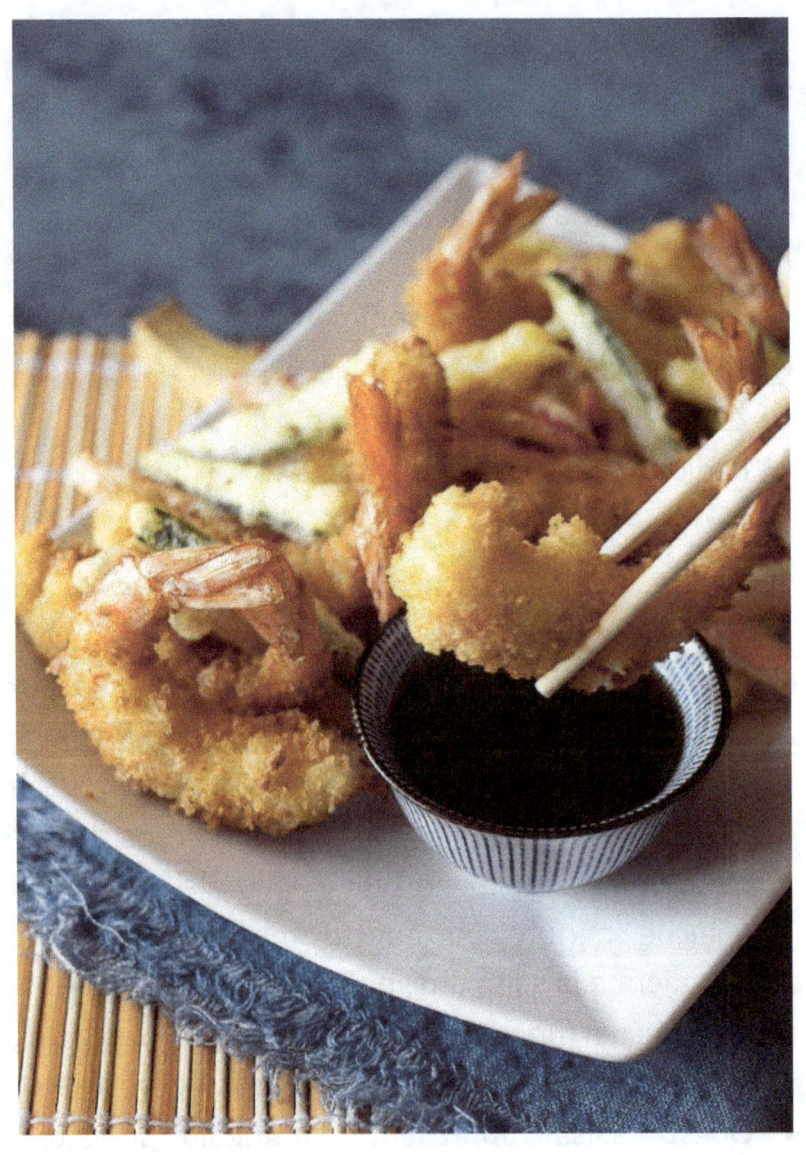

SALSA TAHINA (Medio Oriente)

Ingredienti pe 4 persone:

- 150 gr di yogurt bianco
- 70 gr di Tahina
- Il succo di ½ limone
- 1 ciuffo di prezzemolo
- ½ cucchiaino di aglio liofilizzato
- Sale e pepe q.b.

Preparazione:

- Mettete in una ciotolina lo yogurt ed aggiungete la tahina, l'aglio liofilizzato e il succo di limone
- Unite anche il prezzemolo tritato e un pizzico il sale. Amalgamate tutto e lasciate riposare in frigorifero 10 minuti prima di servire

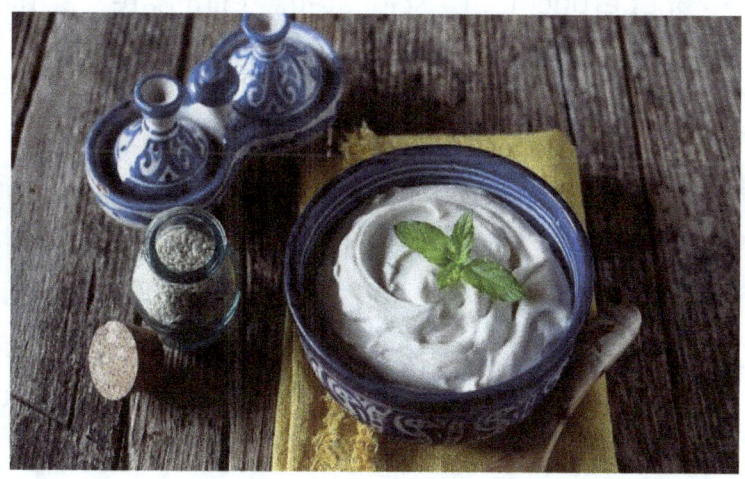

SALSA PICCANTE CINESE (Cina)

Ingredienti per 4 persone:

- 100 gr di peperoncini freschi piccanti
- 6 cucchiai di olio di semi
- 2 cucchiai di aceto di vino bianco
- 1 cucchiaino di zucchero
- 1 spicchio di aglio
- Sale q.b.

Preparazione:

- Lavate accuratamente i peperoncini: vi consiglio di usare dei guanti di lattice per tutta la preparazione della salsa piccante cinese, onde evitare di toccarvi per sbaglio occhi o bocca con le mani sporche di peperoncino. Asciugateli, eliminate i piccioli e tagliateli in due o tre pezzi. Metteteli in un mixer e frullateli per qualche secondo: dovranno risultare tritati grossolanamente
- Mettete sul fuoco una padella antiaderente dal fondo spesso e, quando è calda, unitevi i peperoncini tritati, senza altro condimento. Riducete la fiamma al minimo e cuoceteli per 2-3 minuti, mescolando spesso, in modo che perdano parte della loro acqua. Unite quindi l'olio e un pizzico di sale. Mescolate bene, quindi

aggiungete subito anche lo zucchero, lo spicchio d'aglio sbucciato (se preferite potete anche schiacciarlo con l'apposito utensile) e l'aceto
- Continuate a cuocere la salsa piccante cinese per 10-12 minuti, sempre a fuoco basso e mescolandola spesso. Trascorso il tempo di cottura la salsa si sarà leggermente asciugata. Fatela raffreddare e trasferitela in un vasetto
- Servite la salsa piccante cinese per accompagnare fritti o carne alla griglia, oppure usatela per insaporire verdure grigliate
- Può essere conservata in frigorifero per 4/5 giorni chiusa in un barattolo di vetro

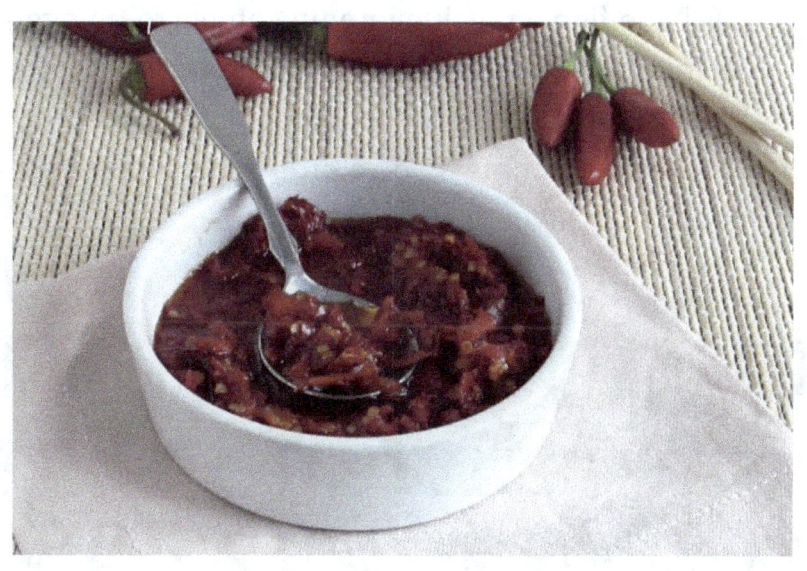

SALSA WASABI (Giappone)

Ingredienti per 4 persone:

- 50 ml di aceto di riso
- 2 cucchiai di zucchero
- 5 ml di olio di sesamo
- 5 ml di salsa di soia
- 1 radice di wasabi

Preparazione:

- Mettiamo in una ciotolina la salsa di soia, l'aceto, lo zucchero ed infine l'olio di sesamo. Mescoliamo tutto per bene fino a raggiungere un composto omogeneo. All'interno della ciotola grattugiamo la radice di Wasabi fino ad ottenere una "plastilina" color verde.
- Ora il Wasabi home made è pronto per accompagnare il vostro sushi, buon appetito

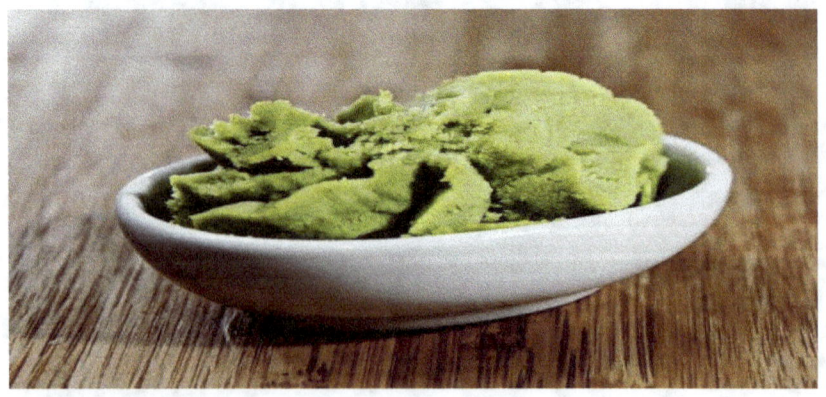

SALSA SRIRACHA (Tailandia)

Ingredienti per 4 persone:

- 1 kg di Jalapeños rossi, o sostituzione a vostro piacimento
- 1 lt di acqua
- 3 cucchiai di sale marino
- 4 spicchi di aglio tritati
- 3 cucchiai di zucchero di canna
- 1 cucchiaino di zucchero semolato
- 200 ml di aceto di vino bianco

Preparazione:

- Facciamo fermentare i peperoncini: Eliminate il picciolo dai peperoncini ed aggiungeteli in un tritatutto, unite gli spicchi d'aglio e frullate il composto
- Aggiungete lo zucchero, il sale e l'acqua, e frullate nuovamente
- Mettete il composto in una ciotola, assicurandovi che ci siano almeno 3-4 cm di aria: coprite con della pellicola trasparente
- Lasciate fermentare in un luogo asciutto, umido e non troppo caldo, mescolando il composto almeno una volta, tutti i giorni

- Per un migliore risultato, si consiglia di lasciar fermentare il composto per almeno una settimana, preferibilmente 10-14 gg
- Dopo 1-2 settimane, l'attività di fermentazione diminuirà e la salamoia diventerà torbida e avrà un sapore più acido, adesso potete procedere a setacciare il tutto così da eliminare i residui: aggiungete l'aceto
- Versate il composto in una pentola e fate bollire rapidamente, arrivati ad ebollizione, riducete il fuoco al minimo e cuocete a fuoco lento per 5-10 minuti così da far rilasciare i sapori
- Fate raffreddare la salsa e passatela nuovamente in un frullatore, se preferite
- Versate la salsa nelle bottigliette o nei vasetti, è pronta e si può conservare in frigorifero per 7/10 gg. Oppure imbottigliata ermeticamente seguendo le procedure del Ministero della Sanità

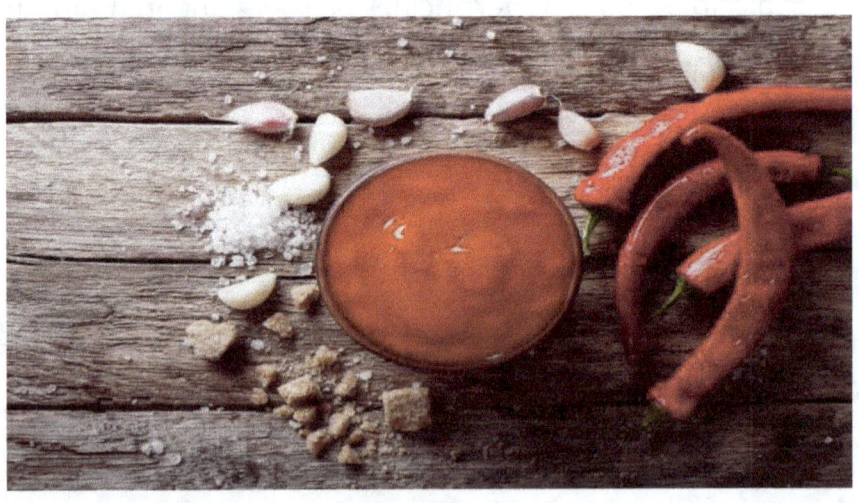

uct-compliance